临床药师工作手册

疼 痛 管 理

总主审　李大魁

总主编　葛卫红

顾　问　游一中　杜

主　审　胡　欣　黄宇

主　编　葛卫红

编　委　（按姓氏笔画排序）

　　　　刘梦颖　李一辰　李林通　李嘉琪

　　　　束　庆　吴明如　陈卫霖　邵腾飞

　　　　周　琳　周海辉　房　灏　郗有丽

　　　　姚　瑶　聂　力　夏宗玲　徐吟秋

　　　　梅洪梁　曹烨君　葛卫红　韩　舟

　　　　谢　菡

人民卫生出版社

·北 京·

图书在版编目（CIP）数据

临床药师工作手册：疼痛管理 / 葛卫红主编 . —
北京：人民卫生出版社，2021.7
ISBN 978–7–117–31774–0

Ⅰ.①临… Ⅱ.①葛… Ⅲ.①临床药学 —手册②疼痛
—治疗 —手册 Ⅳ.①R97–62②R441.1–62

中国版本图书馆 CIP 数据核字（2021）第 128220 号

人卫智网	www.ipmph.com	医学教育、学术、考试、健康，购书智慧智能综合服务平台
人卫官网	www.pmph.com	人卫官方资讯发布平台

临床药师工作手册——疼痛管理
Linchuang Yaoshi Gongzuo Shouce——Tengtong Guanli

主　　编：葛卫红
出版发行：人民卫生出版社（中继线 010-59780011）
地　　址：北京市朝阳区潘家园南里 19 号
邮　　编：100021
E - mail：pmph @ pmph.com
购书热线：010-59787592　010-59787584　010-65264830
印　　刷：中农印务有限公司
经　　销：新华书店
开　　本：850×1168　1/32　　印张：8　　插页：1
字　　数：200 千字
版　　次：2021 年 7 月第 1 版
印　　次：2021 年 10 月第 1 次印刷
标准书号：ISBN 978-7-117-31774-0
定　　价：48.00 元

打击盗版举报电话：010-59787491　E-mail：WQ @ pmph.com
质量问题联系电话：010-59787234　E-mail：zhiliang @ pmph.com

序一

健康中国建设，是我国医疗卫生发展的要务之一。这一战略的贯彻实施，离不开仁心竭力、医德高尚的医务人员，离不开遵医嘱、懂科学的患者和公众。2018年7月创刊的《叙事医学》双月刊，其办刊理念就是"让医学更有温度"。细想，有专业、有人文、有温度、有价值的药学服务，不仅是药师的追求，也是患者的需求和期待！

在健康中国建设、提高患者治疗的规范管理率这一指标的落实过程中，药师参与查房、会诊和对患者进行用药辅导，作用不可小觑。这些专业化的药学服务实践，让药师从药房发药窗口里走到医生和患者身边，让药物的理化性质、制剂学知识与药物治疗学知识更贴近临床，让药师更有自信、更有作为，让医务人员和患者逐步接纳和认可药师，让专业化药学服务体现出独特价值。

南京鼓楼医院药师团队携手兄弟医院药师编写的《临床药师工作手册》，展示了他们十余年来的学习、探索和积累，体现了他们的自信、大气和利他思维，蕴含着他们对青年药师的鼓励和期许、对患者个体化药物治疗的认真负责和对药学事业的挚爱。

热烈祝贺《临床药师工作手册》面世！手册之外的叙事药学故事和专业药学服务中的仁心仁术，留待南京鼓楼医院药师们与全国四十万医院药师和四十万执业药师继续书写……

是为序。

中国药学会医院药学专业委员会

名誉主任委员

朱珠

2021年2月

序二

世界卫生组织明确指出"急性疼痛是症状，慢性疼痛是疾病"。为提高全球医学界对疼痛的重视，1995 年美国疼痛医学会提出将疼痛列为除呼吸、脉搏、体温、血压之外的"第五大生命体征"。2004 年国际疼痛学会（IASP）确定每年 10 月中旬的第一周为"世界镇痛日"，以唤起全球人类对疼痛的关注，造福千千万万疼痛患者。

医药发展史，不仅是技术发展史，更是与疼痛的战斗史。21世纪是疼痛治疗的时代，镇痛是医务工作者面临的重要任务，而药物是维护民众身体健康和生命安全重要而特殊的物质保障，药物在"打造健康中国"中必将发挥更重要的作用。如何把药物用得更加合理，是医务工作者不断探索和持续关注的话题。

在游一中老师的指导下，在葛卫红主任的带领下，来自临床一线的药师们倾心完成了《临床药师工作手册——疼痛管理》。拜读初稿，能感受到作者的努力、温度和情感。本书围绕患者疼痛的治疗，系统介绍了疼痛的药物治疗和药学监护经验，全文新颖、简明、实用，可为广大的医药人提供科学规范的参考资料。

诸务羁身，未克深研，略陈陋见，尊示为序。

中国药师协会副会长
中国药品质量监督研究会药品使用监管研究专委会
主任委员

2021 年 2 月

《三国演义》中，关羽"刮骨疗毒"的故事家喻户晓。《三国志》记载："羽尝为流矢所中，贯其左臂，后创虽愈，每至阴雨，骨常疼痛。医曰：'矢镞有毒，毒入于骨，当破臂作创，刮骨去毒，然后此患乃除耳。'羽便伸臂令医劈之。时羽适请诸将饮食相对，臂血流离，盈于盘器，而羽割炙引酒，言笑自若。"此乃千古传奇的"刮骨疗毒"典故原文。

传奇起源于现实，升华于现实。临床医疗中，手术或诊断性检查常常是以医疗为目的的创伤性操作，往往产生难以忍受的疼痛。若没有镇痛药物的发明与创新，没有麻醉学的发展与进步，许多手术则无法实施，许多疾病将无从治疗，许多生命会在病痛中无奈逝去。

作为一名麻醉科医生，消除患者的疼痛，使患者在安全、舒适的环境中接受手术治疗，是我日复一日的工作，也是我为之奋斗的事业。麻醉、镇痛等药物是麻醉医生的武器，1847年，自Simpson第一次使用三氯甲烷分娩镇痛成功以来，经过近两个世纪的发展，现有麻醉药品达百余种之多。这极大地丰富了麻醉的内涵，同时也给麻醉医生使用药物带来了困惑。因为药物同时也是毒物，精准施用极其重要。

近年来，我们欣喜地发现，临床药师作为新兴力量已逐步参与到临床诊疗活动中，开展药物治疗相关的工作，提高了临床用药的合理性。在此，我特别期待临床药师与麻醉医生进一步携手合作，充分发挥临床药师的专业优势，开展个体化用药临床实践与研究，实现"因人而异""量体裁衣"的个体化用药，切实提高临床麻醉和疼痛治疗的用药水平。

　　最后，祝贺《临床药师工作手册——疼痛管理》分册出版，致敬药学同人们在疼痛治疗领域所做出的努力和探索，希望此书能成为疼痛管理和临床药学贯通的桥梁。作为麻醉科医生，我们非常愿意和药学同人们携手前行，合作共赢，为临床疼痛管理的专业化、规范化而努力！

　　荣幸应邀作序，谨此共勉！

北京协和医院麻醉科主任

中华医学会麻醉学分会主任委员

黄宇光

2021 年 3 月

　　2002 年，卫生部颁发《医疗机构药事管理暂行规定》(卫医发〔2002〕24 号)，明确要求各医疗机构应建立以患者为中心的药学管理工作模式，开展以合理用药为核心的临床药学工作。2005 年，卫生部在全国范围内启动了临床药师培训试点工作。自此，我国临床药学工作开始蓬勃发展，一个崭新并充满挑战的领域出现在药师面前。

　　在临床药学的工作实践中，药师们渴望有一本既贴近自己专业，又简洁、实用的工具书。为了使药师在临床实践中方便查阅，我们设计并编写了《临床药师工作手册》系列丛书，希望这套手册能使临床药师在面对日新月异的疾病治疗证据以及少则几十页、多则几百页的疾病治疗指南时，少些迷茫与无措。

　　《临床药师工作手册》系列丛书的特点是"少文字、多图表、辅案例"，设计新颖，阅读体验友好。《临床药师工作手册——疼痛管理》收录了关于疼痛管理最新的国内外临床指南和循证研究证据，简洁介绍了疼痛相关疾病的发病机制和指南推荐的治疗药物特征、选择原则及药物治疗的注意事项与监护要点等。为了更加贴近一线临床药师的工作需要，本书设计的"疼痛相关疾病药物治疗策略检索图"，可以帮助读者迅速、准确定位所查寻的问题答案，提高临床药师的决策效率。

　　参加《临床药师工作手册》系列丛书编写工作的大都是活跃于临床一线的年轻临床药师，他们基于药物治疗实践的积累及循证医学技能，按照编写要求，从众多的国内外指南中总结、提炼出药物治疗的关键知识点，并且运用通俗易懂的语言及简洁明了的图表形式呈现给读者,力图使读者一目了然,充分展示了年轻药师们的专业素养与职业情怀。

在学习和参考本手册时,要用发展的眼光看待书中的内容,因为指南和共识是随研究证据的变化而不断更新的。因此,要把书中的知识和患者的个体情况、最新的研究证据等相结合,并且仔细核对,力求用药精准。

《临床药师工作手册——疼痛管理》得以顺利成书,离不开众多学界专家的支持与鼓励。在此,由衷感谢中国药学会医院药学专业委员会前主任委员、北京协和医院李大魁教授,中国药学会医院药学专业委员会名誉主任委员、北京协和医院朱珠教授,原卫生部临床药师培训专家指导委员会委员、复旦大学附属中山医院蔡映云教授,国家重大公共卫生事件医学中心副主任、中国医院协会药事管理专业委员会副主任委员、华中科技大学附属同济医院杜光教授,以及中华医学会疼痛学分会常务委员、江苏省医学会疼痛学分会候任主任委员、南京鼓楼医院陆丽娟教授,感谢他们在本书的立项、体例设计、编写及审核等过程中给予的慷慨支持与悉心指导;由衷感谢中国药师协会副会长、中国药品质量监督研究会药品使用监管研究专委会主任委员胡欣教授,北京协和医院麻醉科主任、中华医学会麻醉学分会主任委员黄宇光教授,感谢他们对《临床药师工作手册——疼痛管理》分册所做的专业、细致的审核与修正。

感谢参加《临床药师工作手册——疼痛管理》撰稿的年轻可爱的临床药师,他们从国内外众多的指南及共识中总结、提炼出药物治疗的关键知识点,并且以简明易懂的形式呈现给读者,这是一件辛苦的事,也是一项不小的工程。在此,由衷感谢这群年轻的临床药师为编写本书所付出的辛劳与努力。

最后,特别感谢联合国环境署医学及化学品技术备择委员会委员、常州市第一医院游一中教授,一位耄耋之年仍不遗余力推动和托举年轻人成长的可敬的"推托工",感谢他在本书成书过程中给予的全方位的指导和帮助。

由于编者能力与水平所限,书中难免会有不当或错误之处,恳请各位读者批评指正。

郭红

二〇二一年春节

目录

疼痛相关疾病药物治疗策略检索图

第一章
概　述

　　疼痛是一种复杂的生理心理活动，1995年美国疼痛医学会提出将疼痛列为"第五大生命体征"，以提高全球医学界对疼痛的重视程度。2000年第10届国际疼痛以及亚太地区疼痛论坛上提出"消除疼痛是患者的基本权利"，与会专家就"慢性疼痛是一种疾病"达成基本共识。2020年，国际疼痛学会（International Association for the Study of Pain，IASP）将疼痛定义修订本"与实际或潜在组织损伤相关，或类似的令人不快的感觉和情感体验"。

　　疼痛按起病缓急可分为急性疼痛和慢性疼痛。急性疼痛常与组织损伤、炎症或疾病过程相关，持续时间短暂，一般持续时间<3个月，如创伤、手术、急性炎症等引起的疼痛。慢性疼痛通常在无任何可识别的原因或组织损伤的情况下持续存在，持续时间较长或间断性发作，一般持续时间≥3个月。《国际疾病分类第十一次修订本（ICD-11）》（*International Classification of Diseases 11th Revision*，ICD-11）将慢性疼痛划分为七大类：慢性原发性疼痛、慢性癌性疼痛、慢性创伤后疼痛和手术后疼痛、慢性神经病理性疼痛、慢性头痛和口颌面痛、慢性内脏痛、慢性肌肉骨骼疼痛。慢性疼痛的患者常伴有焦虑、抑郁等精神心理改变，使患者的生理功能和生活质量严重受损。疼痛按病理生理学机制可分为伤害感受性疼痛和神经病理性疼痛。伤害感受性疼痛是因非神经组织受到实质或潜在损伤而引起的疼痛，如躯

体痛、内脏痛等。神经病理性疼痛是由躯体感觉系统的损伤或者疾病所导致的疼痛,如三叉神经痛、糖尿病周围神经痛等。兼具上述两种疼痛机制的称为混合性疼痛,如癌性疼痛等。

疼痛作为分布范围广泛的一类疾病/症状,一方面为许多临床疾病发生率较高的主要症状,如外科手术或各系统疾病所造成的急性疼痛的发生率近乎 100%;初诊癌症患者的疼痛发生率约为 25%,而晚期癌症患者的疼痛发生率可达 60%~80%,其中 1/3 的为重度疼痛;国外年龄 >45 岁的成年人关节疼痛发生率高达 68%。另一方面,疼痛可引起机体的呼吸系统、循环系统、消化系统、内分泌系统、精神情绪和免疫功能等诸多方面发生一系列病理生理变化,影响患者康复或降低患者生活质量。

疼痛管理涉及诸多临床科室,如肿瘤科、骨科、神经内科/外科等。疼痛管理包括药物治疗、心理治疗、物理治疗和手术治疗等,其中药物治疗是最重要的治疗方式。然而,镇痛药物种类和剂型繁多,涉及麻醉药品、精神药品等多种特殊药品,并且药物疗效及不良反应存在较大个体差异,因此,为了有效缓解疼痛、将疼痛程度与治疗带来的心理负担及药物不良反应发生率降到最低、最大限度地提高患者的生活质量,合理使用镇痛药物显得尤为重要。学习并掌握疼痛的发生与缓解机制、疼痛评估方法及常用镇痛药物等基础知识,将有助于进一步理解药物治疗原则及药学监护要点,为疼痛管理临床实践打下坚实的基础。

第一节 疼痛产生与疼痛缓解

疼痛产生的机制十分复杂,迄今尚未被完全阐明。本节介绍目前较为公认的疼痛产生的病理生理机制及常用的镇痛药物。

疼痛传导

疼痛由一定的伤害性刺激引起,伤害性刺激激活周围神经系统的伤害感受器后转换成神经冲动,神经冲动传导伤害信号经背根神经节传入脊髓背角。通过脊髓背角,伤害信号经脊髓 - 丘脑等上行传导束传递至大脑感觉皮层,提供疼痛的位置和强度的信息;伤害信号经其他上行传导束传递至大脑边缘系统,产生疼痛体验的情感成分。中枢神经系统整合伤害信号后,产生疼痛感觉并引发一系列生理心理反应。

上行伤害信号同时访问延髓等部位的神经元,参与由脊髓输出的下行痛觉调控。

疼痛的传导通路示意图,见图 1-1。

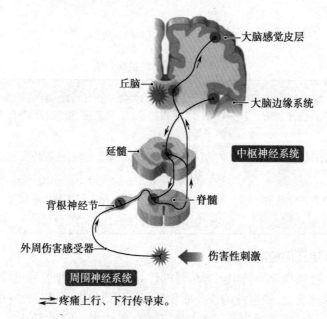

图 1-1 疼痛传导通路示意图

致痛物质

疼痛传导通路中,大量内源性致痛物质参与其中,它们通过协同、抑制和互生等关系构成了复杂的疼痛分子网络系统。

炎症介质

组织损伤引起周围神经纤维化学环境发生变化,活化的伤害感受器或免疫细胞等释放大量内源性炎症介质,如缓激肽、前列腺素(prostaglandin,PG)等;同时伤害感受器表达一种或多种细胞表面受体,如 G 蛋白偶联受体(G protein-coupled receptor,GPCR)、N- 甲基 -D- 天冬氨酸(N-methyl-D-aspartic acid,NMDA)受体等,这些受体特异性识别相应的炎症介质,增强了神经纤维的兴奋性,并提高了伤害感受器对伤害性刺激的敏感性。

主要内源性炎症介质,见表 1-1。

表 1-1 主要内源性炎症介质

分类	主要炎症介质
组织损伤释放物	缓激肽、前列腺素、5- 羟色胺、组胺、钾离子、氢离子等
感觉神经末梢释放物	P 物质、降钙素基因相关肽、兴奋性氨基酸、一氧化氮等
交感神经释放物	神经肽、去甲肾上腺素、花生四烯酸代谢物等
免疫细胞产物	白细胞介素、肿瘤坏死因子、阿片肽等

电压门控离子通道

疼痛传导通路中伤害信号的传导依赖于神经细胞膜电位差的快速变化,膜电位的快速变化是由电压门控离子通道介导的。电压门控离子通道是一类存在于人体细胞中的完整膜蛋白,是神经、肌肉、腺体等许多组织细胞膜上的基本兴奋单元。伤害性刺激使受体电势改变产生神经冲动,激活电压门控离子通道(钠离子、钾离子、钙离子等),促进伤害信号的产生和传导。抑制疼痛传导通路中的电压门控离子通道可减少神经冲动的传导和神经递质的释放而产生镇痛作用。抗惊厥药即通过抑制电压门控离子通道发挥镇痛作用。

阿片肽

阿片肽是下行痛觉调控系统中最重要的激活、调节因子。组织受伤及应激状态下,除产生致痛性炎症介质外,活化的神经元或免疫细胞等也释放内源性阿片肽类,如内啡肽、脑啡肽和强啡肽等。内源性阿片肽在外周及中枢与 μ、κ、δ 阿片受体结合,通过发挥减弱伤害感受器敏感性、抑制疼痛传导通路中神经冲动传导、减少神经末梢的致痛性物质的释放而产生镇痛作用。阿片类药物是通过模拟内源性阿片肽的生理作用发挥镇痛效果。

镇痛药物

当前,临床中常见的镇痛药物主要基于致痛物质和疼痛传导通路进行设计,如非甾体抗炎药主要抑制炎症介质前列腺素的产生、抗惊厥药主要抑制电压门控钠离子通道、阿片类药物主要激动 μ 阿片受体等发挥镇痛作用。

常见镇痛药物的主要作用机制,见表1-2。

表1-2 常见镇痛药物的主要作用机制

药物种类	作用机制
对乙酰氨基酚	抑制下丘脑体温调节中枢的前列腺素合成酶,减少前列腺素 E_1、缓激肽和组胺等炎症介质的合成与释放,发挥解热镇痛作用
非甾体抗炎药	与环氧合酶结合,阻断了该酶催化的花生四烯酸转化为前列腺素的代谢通路,减少前列腺素的合成,发挥镇痛、抗炎和解热作用
阿片类药物	与外周和中枢神经系统内的 μ、κ、σ 阿片受体结合,抑制伤害性传入信号的产生和传导而产生镇痛作用

续表

药物种类	作用机制
抗惊厥药	与电压门控钙离子通道或钠离子通道结合,减少兴奋性神经递质的过度释放,抑制痛觉过敏和中枢敏化而产生镇痛作用
抗抑郁药	作用于 γ- 氨基丁酸受体、多种 G 蛋白偶联受体、*N*- 甲基 -D- 天冬氨酸受体等,抑制钠离子、钾离子、钙离子等多种离子通道的活性而发挥镇痛作用

第二节　疼痛评估

　　疼痛为主观感受,易受多种因素影响。因此,选择合适的疼痛评估工具尤为重要。疼痛评估方法分为单维度评估方法和多维度评估方法两类,前者主要基于患者的自我疼痛感觉评估,主观性强,如视觉模拟评分法等;后者则对生理和行为等多方面指标进行综合评价,如简明疼痛量表等。

单维度评估方法

数字评分法(numeric rating scale,NRS)

　　NRS 从 0~10 共 11 个点,表示从无痛到最痛,患者根据自己的疼痛程度打分。此量表便于医务人员掌握、易被患者理解、便于记录,在临床上应用较为广泛。但使用时个体随意性较大,老年人、儿童、文化程度较低者、表达能力丧失者及认知功能障碍者,可能出现评估困难,见图 1-2。

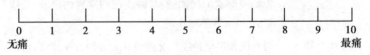

图 1-2　数字评分法

言语描述评分法(verbal rating scale,VRS)

VRS 是最早应用于疼痛评估的量表,此量表易被患者理解,但精确度不够,有时患者难以找出与自己的疼痛程度相对应的疼痛分级,从而无法满足疼痛管理和随访的要求。

VRS 分级,见表 1-3。

表 1-3　VRS 分级

分级	疼痛程度描述
0 级	无疼痛(no pain)
1 级	轻度疼痛(mild pain):可忍受,能正常生活睡眠
2 级	中度疼痛(moderate pain):轻微干扰睡眠,需要使用镇痛药物
3 级	重度疼痛(severe pain):干扰睡眠,需要使用镇痛药物
4 级	剧烈疼痛(very severe pain):干扰睡眠较重,伴有其他症状
5 级	无法忍受(worst possible pain):严重干扰睡眠,伴有其他症状或被动体位

视觉模拟评分法(visual analogue scale,VAS)

VAS 使用时在纸上画一条粗直线,通常为 10cm,在线的起点标注"无痛",末端标注"最剧烈的疼痛"。患者根据自己所感受的疼痛,在直线上某一点作记号,以表示疼痛的程度。起点至记号处的长度即该患者的疼痛程度。此量表刻度较抽象,标记时需要有必要的感觉、运动及知觉能力,老年人的评估失败率较高,并且不适用于文化程度较低者、表达能力丧失者及认知功能障碍者,见图 1-3。

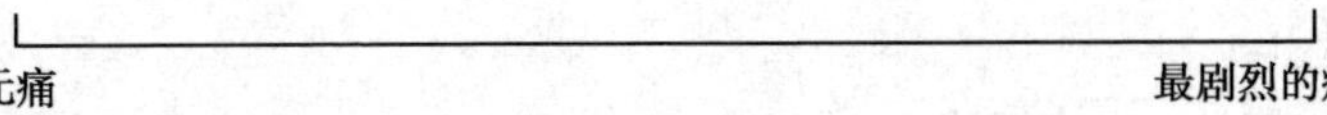

无痛   **最剧烈的疼痛**

图 1-3　视觉模拟评分法

Wong-Baker 面部表情疼痛评分法(Wong-Baker faces pain rating scale)

Wong-Baker 面部表情疼痛评分法用 6 种面部表情的脸谱表达疼痛程度,评估时要求患者选择一张最能表达其疼痛程度的脸谱。这种评估方法简单、直观、形象、易于掌握,不需要任何附加设备,尤其适用于急性疼痛患者、老年人、儿童、文化程度较低者、表达能力丧失者及认知功能障碍者。

Wong-Baker 面部表情疼痛评分法,见图 1-4。

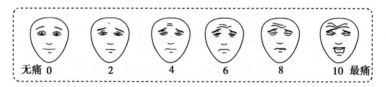

无痛 0　　2　　4　　6　　8　　10 最痛

图 1-4　Wong-Baker 面部表情疼痛评分法

多维度评估方法

多维度评估方法包括疼痛体验的若干组成部分,评估疼痛对患者生活情绪、精神状态、日常活动、人际关系、睡眠质量等多个方面的影响。由于多维度评估方法可能需要更多的时间完成评分,因此常用于疼痛的研究。以下介绍几种常用的多维度评估方法。

简明疼痛量表(brief pain inventory,BPI)

BPI 最初是为癌症患者制定的疼痛调查表,它包括了有关疼痛原因、疼痛性质、疼痛部位、对生活的影响等描述词,以及上述 NRS 描述疼痛程度。此量表简单、评估迅速,适用于各类人群,一般 5~15 分钟即可完成评估。简明疼痛量表,见附录 1 中附表 1-1。

麦吉尔疼痛问卷(McGill pain questionnaire,MPQ)

MPQ 既评估疼痛的感觉及情感情况,又全面评估疼痛的部位、强度、时间特性等。除包括疼痛描述语外,还包括评估疼痛空间分布的身体线图以及现存疼痛强度。由于它从不同的角度进行评估,所以在疼痛的鉴别诊断中也发挥了一定的作用,广泛应用于临床实践和临床研究中。

MPQ 的优点是能从多方面评估疼痛,局限性是文字比较抽象,理解相对复杂,要求患者具备一定的文化水平。麦吉尔疼痛问卷,见附录 1 中附表 1-2。

其他方法

除上述量表以外,还有一些其他多维度评估方法,适用于不同疼痛类型的评估。如神经病理性疼痛常用 ID 疼痛问卷、神经病理性疼痛症状量表(neuropathic pain symptom inventory,NPSI)、利兹神经病理性症状和体征评分法(Leeds assessment of neuropathic symptoms and sign,LANSS)等进行评估;若患者合并抑郁或焦虑症状,可用抑郁自评法(self-rating depression scale,SDS)、焦虑自评法(self-rating anxiety scale,SAS)等评估合并症状;骨关节炎疼痛可用健康调查简表(the medical outcomes study 36 item short form health survey,SF-36)等进行评估。以上评估方法分别见附录 1 中附表 1-3~ 附表 1-8。

特殊人群的疼痛评估

儿童的疼痛评估

由患儿自行评估和描述疼痛程度是评估儿童疼痛程度的金标准。

对于无法自行评估和描述疼痛程度的儿童,可采用行为学评估。行为学评估是根据患儿疼痛相关行为学表现或对患儿照顾者提供疼痛相关行为的叙述进行评估。这种方法适用于婴幼儿或者交流有困难的患儿,评估时可避免对患儿造成不必要的打扰。常用的行为学评估工具包括 CRIES(crying,requires O_2

saturation, increased vital signs, expression, sleeplessness) 评分和 FLACC (face, leg, activity, cry, consolability) 评分。

CRIES 评分是通过哭泣、呼吸、循环、表情和睡眠等儿童行为学的表现对患儿疼痛进行评估。各项相加后总分最低 0 分，最高 10 分。分数越高，疼痛越严重。

CRIES 评分表，见表 1-4。

表 1-4　CRIES 评分表

内容	0	1	2
crying （哭泣）	无	哭泣声音响亮，音调高	不易被安慰
requires O_2 saturation （维持血氧饱和度 >95% 时是否需要吸氧）	否	需氧浓度 <30%	需氧浓度 >30%
increased vital signs （循环体征）	HR 和 BP ≤ 术前值	HR 和 BP 增高，但增幅 < 术前值的 20%	HR 和 BP 增高，且增幅 > 术前值的 20%
expression （表情）	无特殊	表情痛苦	表情非常痛苦 / 呻吟
sleeplessness （睡眠困难）	无	经常醒来	持续觉醒

注：HR, heart rate, 心率；BP, blood pressure, 血压。

FLACC 评分表常用于 2 个月 ~7 岁患儿术后疼痛的评估，各项相加后总分最低 0 分，最高 10 分。分数越高，疼痛越严重。

FLACC 评分表，见表 1-5。

各种疼痛评估方法建议的患儿使用年龄，见图 1-5。

表 1-5 FLACC 评分表

内容	0	1	2
face (脸)	微笑或无特殊表情	偶尔出现痛苦表情,皱眉,不愿交流	经常或持续出现下颚颤抖或紧咬下颚
leg (腿)	放松或保持平常姿势	不适,肌肉或神经紧张,肢体间断弯曲/伸展	踢腿或腿部拖动
activity (体态)	安静躺着,正常体位,或轻松活动	急促不安,来回移动,紧张,移动犹豫	身体卷曲或痉挛,僵硬
cry (哭闹)	不哭不闹	呻吟,啜泣,偶尔诉痛	不断哭泣,尖叫,经常诉痛
consolability (可安慰性)	满足,放松	偶尔抚摸拥抱和言语可以被安慰	难以被安慰

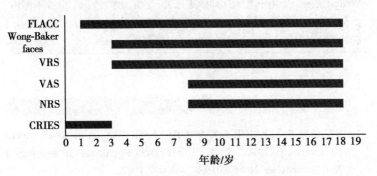

图 1-5 各种疼痛评估方法建议的患儿使用年龄

老年人的疼痛评估

由于年龄相关的认知功能障碍、沟通困难、痛阈降低等因素,老年人的疼痛评估存在一定的困难。疼痛评估前应了解老年患者有无听觉或视觉障碍,言语交流和认知能力是否正常。可用于老年患者疼痛强度自我评价的工具包括数字评分法（NRS）、言语描述评分法（VRS）、视觉模拟评分法（VAS）和Wong-Baker 面部表情疼痛评分法。对老年患者而言，VRS 和NRS 是最敏感、可靠、接受度最高的方法。Wong-Baker 面部表情疼痛评分法无须患者有读写能力，可用于老年认知障碍患者，准确性不及 NRS 或 VDS。

老年人常用疼痛评估方法，见表 1-6。

表 1-6　老年人常用疼痛评估方法

评估方法	适用范围
VAS	应用最普遍，可靠性强，简单易行
VRS	应用最敏感，可靠，接受度高
NRS	应用最敏感，可靠，接受度高（适用于无意识障碍且语言表达正常的患者；不适用于数字概念不清楚的老年患者）
Wong-Baker 面部表情疼痛评分法	适用于老年认知障碍患者（交流困难、意识不清或不能用言语准确表达的患者），无须患者有读写能力

参考文献

［1］ SWARM R A, PAICE J A, ANGHELESCU D L, et al. Adult cancer pain, version3. 2019, NCCN clinical practice guidelines in oncology. J Natl Compr Canc Netw, 2019, 17 (8): 977-1007.

［2］ RAJA S N, CARR D B, COHEN M, et al. The revised International Association for the Study of Pain definition of pain: concepts, challenges, and compromises. Pain, 2020, 161 (9): 1976-1982.

［3］ WYLDE V, HEWLETT S, LEARMONTH I D, et al. Persistent pain after joint replacement: prevalence, sensory qualities, and postoperative determinants. Pain, 2011, 152 (3): 566-572.

［4］ 于生元 . 从宏观到微观认识头痛 . 中国疼痛医学杂志 , 2014, 20 (1): 2-4.

［5］邱贵兴, 裴福兴, 唐佩福, 等. 骨科常见疼痛管理临床实践指南 (2018 版). 中华骨与关节外科杂志, 2019, 12 (3): 161-167.

［6］BASBAUM A I, BAUTISTA D M, SCHERRER G, et al. Cellular and molecular mechanisms of pain. Cell, 2009, 139 (2): 267-284.

［7］COSTIGAN M, SCHOLZ J, WOOLF C J. Neuropathic pain: a maladaptive response of the nervous system to damage. Annu Rev Neurosci, 2009, 32 (1): 1-32.

［8］中华医学会. 临床诊疗指南疼痛学分册. 北京: 人民卫生出版社, 2007.

［9］FILLINGIM R B, LOESER J D, BARON R, et al. Assessment of chronic pain: domains, methods, and mechanisms. J Pain, 2016, 17 (9): T10-T20.

［10］HASKARD-ZOLNIERIK K B. Communication about patient pain in primary care: development of the physician-patient communication about pain scale (PCAP). Patient Educ Couns, 2012, 86 (1): 33-40.

［11］中华医学会麻醉学分会老年人麻醉与围术期管理学组, 中华医学会麻醉学分会疼痛学组, 国家老年疾病临床医学研究中心, 等. 老年患者围手术期多模式镇痛低阿片方案中国专家共识 (2021 版). 中华医学杂志, 2021, 101 (3): 170-184.

第二章
疼痛治疗药物及相关药学监护

第一节　对乙酰氨基酚

对乙酰氨基酚是目前临床应用最广泛的乙酰苯胺类解热镇痛药,临床常用于治疗感冒引起的发热以及缓解轻、中度疼痛。

【药理作用】

对乙酰氨基酚的确切作用机制尚未明确,主要认为其通过抑制下丘脑体温调节中枢的前列腺素合成酶,减少前列腺素 E_1、缓激肽和组胺等内源性致痛物质的合成与释放,发挥镇痛作用。对乙酰氨基酚属于外周性镇痛药,作用较阿司匹林弱,仅对轻、中度疼痛有效,无明显抗炎作用。

【药物特点】

对乙酰氨基酚可口服、直肠和静脉注射给药,口服是最主要的给药方式。直肠给药吸收不稳定,一般仅用于退热。

对乙酰氨基酚的妊娠期用药安全性分级为 B 级,哺乳期用药安全性分级为 L1 级,是妊娠期和哺乳期首选的口服镇痛药物。

根据《国家药监局关于修订对乙酰氨基酚常释及缓释制剂说明书的公告(2020 年第 15 号)》,对乙酰氨基酚的最大日剂量为 2 000mg。对乙酰氨基酚超过最大日剂量给药可能引起药物性肝损伤(drug-induced liver injury,DILI),其诱发的急性肝衰竭呈剂量相关性,使用单方制剂和复方制剂时都应严格计算日剂量,在各种疾病的治疗中均应避免超过说明书中的日推荐剂量用药。

对乙酰氨基酚的日剂量范围和对乙酰氨基酚可能引起DILI 的剂量,分别见表 2-1 和表 2-2。

表 2-1　对乙酰氨基酚的日剂量范围

用药人群	单次剂量	最大日剂量
0~14 岁儿童	10~15mg/kg	80mg/kg
成人及 >14 岁的儿童	325~1 000mg	2 000mg

表 2-2　对乙酰氨基酚可能引起 DILI 的剂量

	成人及 >6 岁的儿童	儿童(0~6 岁)
单次给药	■ 8 小时内给药 >200mg/kg 或 10g	■ 8 小时内给药 >200mg/kg
多次给药	■ 24 小时内给药 >200mg/kg 或 10g	■ 24 小时内给药 >200mg/kg
	■ 前 48 小时,每 24 小时给药 >150mg/kg 或 6g	■ 前 48 小时,每 24 小时给药 >150mg/kg
	■ 超 48 小时用药时,给药 >100mg/(kg·d)或 4 000mg/d,同时伴有肝损症状[*]	■ 超 48 小时用药时,给药 >100mg/(kg·d)

注:[*]肝损症状表现为患者氨基转移酶升高,凝血酶原时间(prothrombin time,PT)延长,总胆红素水平升高,部分患者出现右上腹疼痛,伴肝脏增大或压痛。

【药学监护】

对乙酰氨基酚用于镇痛治疗的疗程一般不超过 5 天,若经过评估后需长期用药,用药期间应监测患者肝功能,监测频率根据患者情况确定。

有肝脏基础疾病、长期饮酒、营养状况不佳的患者,尽量避免使用该药,如果无法避免,在严格监测患者肝功能的同时还应监测对乙酰氨基酚的血药浓度,血药浓度范围为 10~20μg/ml (65~130μmol/L)。

参考文献

[1] CHIEW A L, REITH D, POMERLEAU A, et al. New guidelines for the management of paracetamol poisoning in Australia and New Zealand. Med J Aust, 2020, 212 (4): 175-183.

[2] 国家药品监督管理局 . 国家药监局关于修订对乙酰氨基酚常释及缓释制剂说明书的公告 : 2020 年第 15 号 . (2020-03-05)[2021-03-12]. http://www. cdr-adr. org. cn/drug_1/aqjs_1/drug_aqjs_smssggg/202003/ t20200305_47159. html.

[3] BUNCHORNTAVAKUL C, REDDY K R. Acetaminophen-related hepatotoxicity. Clin Liver Dis, 2013, 17: 587.

[4] VENKATESAN P. Paracetamol overdose: new guidance on treatment with intravenous acetylcysteine. Drug Safety Update. Medicines and Healthcare products Regulatory Agency.[2021-03-12]. http:// www. mhra. gov. uk/Safetyinformation/DrugSafetyUpdate/CON185624.

[5] ROBERTS D W, LEE W M, HINSON J A, et al. An immunoassay to rapidly measure acetaminophen protein adducts accurately identifies patients with acute liver injury or failure. Clin Gastroenterol Hepatol, 2017, 15: 555.

第二节　非甾体抗炎药

非甾体抗炎药(nonsteroidal anti-inflammatory drug,NSAID) 是一类不含有甾环结构的抗炎药。NSAID 可分为非选择性环氧合酶(cyclooxygenase,COX)抑制剂和选择性 COX-2 抑制剂。

NSAID 的分类及其代表药物,见表 2-3。常用 NSAID 在正常成人中的用法用量,见附录 2 中附表 2-1。

表 2-3 NSAID 的分类及其代表药物

分类	代表药物
非选择性 COX 抑制剂	吲哚美辛、美洛昔康、双氯芬酸、萘普生、布洛芬、氟比洛芬等
选择性 COX-2 抑制剂	塞来昔布、罗非昔布、帕瑞昔布、依托考昔、艾瑞昔布等

选用 NSAID 时,可按以下步骤进行评估与药物选择:

- 第一步:根据 NSAID 胃肠道风险评估表(表 2-4)评估患者的胃肠道发生药物不良反应(adverse drug reaction,ADR)的风险。

表 2-4 NSAID 胃肠道风险评估表

风险分级	危险因素
低危	无危险因素
中危 (1~2 个危险因素)	■ 年龄 >65 岁 ■ 大剂量 * 使用 NSAID ■ 既往消化性溃疡史或上消化道出血史 ■ 同时使用阿司匹林(包含低剂量 75~100mg/d)和 / 或糖皮质激素或抗凝药
高危 (>2 个中危级别危险因素或溃疡史)	■ >2 个中危级别危险因素 ■ 既往复合型溃疡史,尤其近期有溃疡史

注:* 大剂量是指连续长期使用说明书中推荐的最大用药剂量。

- 第二步:根据 China-PAR 风险评估模型评估患者发生心脑血管事件的风险,具体模型可应用网站评估工具(http://www.cvdrisk.com.cn)进行评估,打开该网页后,进入心脑血管病风险评估界面,输入患者性别、年龄、血压等数据,网站内部算法直接输出患者未来 10 年心脑血管病的发病风险，以及患者终生心脑血管病的发病风险。该评估工具给出的患者心脑血管病发病风险分级见表 2-5。

表 2-5　心脑血管病发病风险分级

评估项目	风险分级		
	低	中	高
10 年风险分级	<5%	5%~9.9%	≥ 10%
终生风险分级	<32.8%	—	≥ 32.8%

注:10 年风险指个体在 10 年内首次发生心脑血管病的风险;终生风险指个体终生(从目前生存至 85 岁时)首次发生心脑血管病的风险。

- 第三步:根据合并胃肠道和心脑血管风险患者 NSAID 选用策略(表 2-6),对合并胃肠道和心脑血管病的患者,依据相应的 NSAID 选用策略选择治疗方案。

表 2-6　合并胃肠道和心脑血管风险患者 NSAID 选用策略

心脑血管风险	胃肠道风险		
	低	中	高
低 / 中危患者	非选择性 COX 抑制剂或选择性 COX-2 抑制剂	选择性 COX-2 抑制剂或非选择性 COX 抑制剂 + PPI 或非选择性 COX 抑制剂 + 米索前列醇	选择性 COX-2 抑制剂 + PPI
高危患者或长期服用小剂量阿司匹林的患者	萘普生 *	萘普生 + PPI 或萘普生 + 米索前列醇	除阿司匹林,避免使用所有其他 COX 抑制剂

注:PPI 是质子泵抑制剂(proton pump inhibitor); * 阿司匹林和萘普生同时使用时推荐联合 PPI 治疗。

注意:对于估算的肾小球滤过率(estimated glomerular filtration rate,eGFR)下降[eGFR<60ml/(min·1.73m²)]的患者,应尽量避免长期使用 NSAID;即使 eGFR 仅轻度下降[即 eGFR 的范围是 60~89ml/(min·1.73m²)],也应慎用 NSAID。若患者的 eGFR 下降但确实需要使用一定量的 NSAID(如有严重疼痛或活动问题,且其他镇痛药物效果较差),应告知相关风险,且在用药期间要密切监测肌酐。eGFR<30ml/(min·1.73m²)时应避免使用 NSAID。

在使用说明书推荐剂量时,各种 NSAID 在患者群体中的有效率相近,但疗效和 ADR 有明显的个体差异。因此,患者若使用一种 NSAID 两周后疗效不佳,可换另一种 NSAID 进行治疗;若两周后效果仍然不佳,可换用或联用其他种类的镇痛药物,不应联用两种及以上 NSAID。

NSAID 的给药剂量应从小剂量开始,逐渐增加至抗炎有效剂量范围的最高剂量。因 NSAID 具有封顶效应,治疗剂量不应超过说明书中推荐的最大日剂量。注射用 NSAID 缓慢静脉滴注不易达到有效血药浓度,应给予负荷量或使用静脉注射的给药方式。除阿司匹林外,NSAID 血浆蛋白结合率高,与多种药物存在相互作用,常用 NSAID 相互作用监护要点见附录 2 中附表 2-2。

非选择性 COX 抑制剂

非选择性 COX 抑制剂对 COX-1 和 COX-2 均有抑制作用,其通过抑制前列腺素的合成而发挥解热、镇痛和抗炎作用。

使用非选择性 COX 抑制剂前应根据表 2-4 评估患者发生胃肠道 ADR 的风险,其中胃肠道 ADR 发生风险中危的患者,可以联用次枸橼酸铋或质子泵抑制剂,而胃肠道 ADR 发生风险高危的患者则应避免使用该类药物。非选择性 COX 抑制剂长期使用也会增加患者的心脑血管事件发生风险,所以在用药前也需要根据 http://www.cvdrisk.com.cn 中 China-PAR 风险评估模型评估患者心脑血管事件发生风险,若患者同时具有胃肠道风险与心脑血管风险,则可按表 2-6 进行药物选择。

对于 eGFR 下降[eGFR<60ml/(min·1.73m^2)]的患者,应尽量避免长期使用非选择性 COX 抑制剂;即使 eGFR 仅轻度下降[即 eGFR 范围是 60~89ml/(min·1.73m^2)],也应慎用非选择性 COX 抑制剂。若患者的 eGFR 下降但确实需要使用一定量的非选择性 COX 抑制剂(如有严重疼痛或活动问题,且其他镇痛药物效果较差),应告知相关风险,且在用药期间要密切监测肌酐。eGFR<30ml/(min·1.73m^2)时应避免使用非选择性 COX 抑制剂。

布洛芬

【药物特点】

布洛芬是应用最广泛的非选择性 COX 抑制剂,也是获得儿童用药安全性证据最多的非选择性 COX 抑制剂。

布洛芬剂型多样,如普通片剂、泡腾片、缓释片、栓剂、凝胶剂、乳膏剂等,可根据镇痛需求及患者情况选择不同的剂型。

布洛芬会削弱阿司匹林对心脑血管风险的预防作用。因此,应避免与阿司匹林合用。若需要短期使用,两种药物的服用时间须间隔至少 2 小时。

【药学监护】

长期接受布洛芬治疗,特别是持续使用每日 2 400~3 600mg 的患者,至少每年监测 1 次全血细胞计数、血尿素氮、肌酐及谷草转氨酶。合并贫血、肾功能损害、药物性肝损伤的患者,通常需要根据病情每 3~6 个月监测 1 次肾功能。

双氯芬酸

【药物特点】

双氯芬酸剂型多样,包括注射剂、普通片剂、缓释片、栓剂、凝胶剂、乳膏剂、滴眼剂等,可根据镇痛需求及患者情况选择不同的剂型。角膜对双氯芬酸具有一定的蓄积作用,是同类药物中最常用于局部滴眼的药品。

【药学监护】

长期接受双氯芬酸治疗,至少每年监测 1 次全血细胞计数、血尿素氮、肌酐及谷草转氨酶。合并贫血、肾功能损害、药物性肝损伤的患者,通常需要根据病情每 3~6 个月监测 1 次肾功能。

若使用双氯芬酸乳胶剂治疗 7 日,局部疼痛仍然未缓解,需要再次评估患者病情。

对异丙醇或丙二醇过敏者禁用双氯芬酸二乙胺乳胶剂。

吲哚美辛

【药物特点】

吲哚美辛剂型多样,包括普通片剂、缓释片、栓剂、凝胶剂、乳膏剂、滴眼剂等,可根据镇痛需求及患者情况选择不同的剂型。

吲哚美辛导致的中枢神经系统 ADR 发生率较同类药物高,癫痫、帕金森病、精神病患者及老年人避免使用或慎用。

长期应用吲哚美辛可导致角膜色素沉着及视网膜改变。

吲哚美辛不能被透析清除。

【药学监护】

长期用药时至少每年监测 1 次全血细胞计数、血尿素氮、肌酐及谷草转氨酶。合并贫血、肾功能损害、药物性肝损伤的患者,通常需要根据病情每 3~6 个月监测 1 次肾功能。

用药期间若出现视力模糊,应立即做眼科检查。

氟比洛芬酯

【药物特点】

氟比洛芬酯在体内代谢为氟比洛芬发挥镇痛作用。临床常用的氟比洛芬酯注射液由脂微球包裹而成,使药物具有靶向性、药效延长、易于跨膜转运从而缩短起效时间。

【药学监护】

氟比洛芬酯注射液用于不能接受口服治疗的患者,当患者胃肠功能恢复后,则应更换为口服 NSAID 继续治疗。对于使用注射剂型的患者,应关注注射部位疼痛及皮下出血情况。

常用非选择性 COX 抑制剂的特点比较,见表 2-7。

表 2-7 常用非选择性 COX 抑制剂的特点比较

项目	布洛芬	双氯芬酸	吲哚美辛	氟比洛芬酯
给药途径	p.o.	p.o./p.r./i.v.	p.o./p.r./i.v.	i.v.
分布容积 /(L/kg)	0.14	0.55	0.33~0.40	0.1
蛋白结合率	99%	99%	99%	—
血药浓度达峰时间 /h	1~2	1~2	1~4	1.5
消除半衰期 /h	1.8~2	2	4.5	5.8
排泄	60%~90% 经肾脏排出	40%~65% 经肾脏排出,35% 从胆汁中排出	60% 经肾脏排出,33% 从胆汁中排出	50% 经肾脏排出
妊娠期安全性分级	B/D	C/D	B/D	B/C
哺乳期安全性分级	L1	L2	L3	L2

注:表中列出的均为非外用给药途径时的 NSAID 特点。

p.o. 口服;p.r. 直肠给药;i.v. 静脉注射。

NSAID 的妊娠期安全性分级在不同的妊娠时期分级不同,在孕后期(孕 32 周以后)使用可能造成胎儿导管早闭,分级为 D 级,其他时期使用的安全性分级见本表;其他非选择性 COX 抑制剂的特点与用法用量,见附录 2 中附表 2-1。2014年 FDA 发布了新的怀孕与哺乳期标示规则(pregnancy and lactation labeling rule, PLLR),该规则还未在国内推广执行,故沿用旧的安全性分级。

选择性 COX-2 抑制剂

选择性 COX-2 抑制剂通过选择性抑制 COX-2,进而抑制前列腺素的合成,从而发挥解热、镇痛和抗炎作用。

用药前应根据 NSAID 胃肠道风险评估表(表 2-4)评估患者发生胃肠道 ADR 的风险,根据 http://www.cvdrisk.com.cn 中 China-PAR 风险评估模型评估患者心脑血管事件发生风险,若患者同时具有胃肠道风险与心脑血管风险,则可按表 2-6 合并胃肠道和心脑血管风险患者 NSAID 选用策略进行药物选择。

塞来昔布

【药物特点】

塞来昔布为 WHO 认定的第一个选择性 COX-2 抑制剂,其镇痛、抗炎方面的疗效与常用的非选择性 COX 抑制剂相当,且能降低用药者的胃肠道 ADR 发生风险。

CYP2C9 是塞来昔布的主要代谢酶。扎鲁司特、氟康唑及氟伐他汀等 CYP2C9 抑制剂,与塞来昔布同服时可使其代谢减慢而升高血药浓度,增加 ADR 发生风险。

塞来昔布分子结构中含有磺胺结构,因此,不推荐用于对磺胺类药物过敏的患者。

【药学监护】

用药期间需监测患者血压,出现血压异常波动时应及时停用塞来昔布或更换为其他种类的镇痛药物。

对于长期接受塞来昔布治疗的患者,用药期间每 3~6 个月监测 1 次肝肾功能,eGFR<30ml/(min·1.73m^2)时应避免使用塞来昔布。

注意尽量避免与胺碘酮、阿那曲唑、西咪替丁等 CYP2C9 抑制剂或巴比妥类、波生坦、卡马西平、利福平等 CYP2C9 诱导剂合用,若一定需要合用,应监测塞来昔布的镇痛效果与 ADR。

对磺胺类药物存在过敏反应者禁用塞来昔布。

依托考昔

【药物特点】

依托考昔口服吸收良好,平均口服生物利用度接近100%,半衰期约为22小时,每日服用1次即可。

【药学监护】

用药期间需监测患者血压,出现血压异常波动时应及时停用依托考昔或更换为其他种类的镇痛药物。

每3~6个月监测1次肝肾功能,eGFR<30ml/(min·1.73m^2)时应避免使用依托考昔。

艾瑞昔布

【药物特点】

艾瑞昔布是中国自主知识产权的国家1.1类新药,其镇痛、抗炎方面的疗效与塞来昔布相当。

该药物经CYP2C9、CYP3A4、CYP2D6(经三种酶代谢的药物量约6∶2∶2)代谢,分子结构中不含磺胺结构。

【药学监护】

用药期间监测患者血压情况,若出现血压异常波动,应及时更换停用艾瑞昔布或更换为其他镇痛药物。

每3~6个月监测1次肝肾功能,eGFR<30ml/(min·1.73m^2)时应避免使用艾瑞昔布。

虽然艾瑞昔布没有磺胺结构,但其说明书规定,对其他昔布类及磺胺类药物过敏的患者禁用该药。

帕瑞昔布

【药物特点】

帕瑞昔布是伐地昔布的前体药物。伐地昔布为第二代特异性COX-2抑制剂,通过抑制花生四烯酸向PG转化,抑制PG的合成,从而发挥镇痛抗炎作用;且对COX-1抑制作用并不明显,因而在发挥镇痛、抗炎作用的同时,不影响胃肠道黏膜、血小板及肾功能,常用于治疗关节炎和骨关节炎。而帕瑞昔布为第一种可注射用的选择性 COX-2 抑制剂,围手术期镇痛特别是术后镇痛疗效显著,药效学特征与伐地昔布相近。

【药学监护】

注射用帕瑞昔布用于不能接受口服治疗的患者,使用本品时应关注注射部位疼痛及皮下出血的情况。患者胃肠功能恢复后,应更换为口服 NSAID 治疗。

用药期间应监测患者的肾功能,对于重度肾功能损伤〔eGFR<30ml/(min·1.73m^2)〕或液体潴留倾向的患者,应选择最低推荐剂量 20mg 开始治疗并密切监测肾功能。此外,用药期间还应关注患者的肝功能,并依据患者肝功能调整剂量。

根据 Child-Pugh 评分(表 2-8),评分结果为 A 级,即轻度肝功能损伤的患者不必进行剂量调整;评分结果为 B 级,即中度肝功能损伤的患者应慎用帕瑞昔布,使用时每日剂量减至常规推荐剂量的一半,每日最高剂量降至 40mg;目前尚无针对评分结果为 C 级,即严重肝功能损伤患者的临床用药经验,因此尚不推荐帕瑞昔布用于此类患者。对于体重低于 50kg 的老年患者,帕瑞昔布的初始剂量应减至常规推荐剂量的一半且每日最高剂量应减至 40mg。

表 2-8　Child-Pugh 评分

项目	评分		
	1	2	3
胆红素 /(μmol/L)	<34.2	34.2~51.3	>51.3
白蛋白 /(g/L)	>35	28~35	<28
凝血酶原时间延长 /s	1~3	4~6	>6
腹水	无	轻 / 中度	重度 / 难治型
肝性脑病	无	轻度	重度
Child-Pugh 总分	A 级:5~6 分;B 级:7~9 分;C 级:10~15 分		

选择性 COX-2 抑制剂的特点比较,见表 2-9。

表 2-9　选择性 COX-2 抑制剂的特点比较

项目	塞来昔布	依托考昔	艾瑞昔布	帕瑞昔布
给药途径	p.o.	p.o.	p.o.	i.v.
生物利用度	99%	接近100%	—	—
表观分布容积 /L	429	120	—	55
蛋白结合率 /%	97	92		98
血药浓度达峰时间 /h	2.8	1	2	0.5~1
消除半衰期 /h	11	22	20	8[*]
代谢与排泄	经 CYP2C9 代谢,57% 粪中排出,27% 尿中排出	20% 粪中排出,70% 尿中排出	主要经 CYP2C9 代谢,尿中游离代谢物排出率 40%,总酶解代谢物排出率 50%	70% 尿中排出
妊娠期安全性分级	C	—	—	—
哺乳期安全性分级	L2	—	—	L3

注:[*] 帕瑞昔布在体内快速代谢为伐地昔布发挥作用,伐地昔布的消除半衰期约为 8 小时。

非甾体抗炎药在肝肾功能不全患者中的用药策略

NDAID 在肝功能不全患者中的用药策略

肝功能不全患者,禁用吲哚美辛与尼美舒利;重度肝功能不全患者,禁用氟比洛芬酯、帕瑞昔布、双氯芬酸,慎用布洛芬、阿司匹林、洛索洛芬;部分 NSAID 需要调整剂量。

常用 NSAID 在肝功能不全患者中的用药策略,见表 2-10。

表 2-10　常用 NSAID 在肝功能不全患者中的用药策略

药物	用药策略
氟比洛芬酯	■ 重度肝功能不全患者禁用
帕瑞昔布	■ 重度肝功能不全患者禁用 ■ 中度肝功能不全患者慎用,减量至 50% 且不超过 40mg/d ■ 轻度肝功能不全患者,无须调整剂量
布洛芬	■ 无须调整剂量
双氯芬酸	■ 无须调整剂量
塞来昔布	■ 中度肝功能不全患者,减少剂量 50%
美洛昔康	■ 重度肝功能不全患者禁用 ■ 肝硬化的患者慎用 ■ 轻中度肝功能不全患者,无须调整剂量
依托考昔	■ 轻度肝功能不全患者,不超过 60mg,q.d. ■ 中度肝功能不全患者,不超过 30mg,q.d. 或 60mg,q.o.d. ■ 重度肝功能不全患者,尚无资料

NDAID 在肾功能不全患者中的用药策略

肾功能不全患者禁用吲哚美辛;慎用布洛芬、阿司匹林、洛索洛芬。

常用 NSAID 在肾功能不全患者中的用药策略,见表 2-11。外用 NSAID 在肾功能不全患者中的用药策略,见表 2-12。

表 2-11　常用 NSAID 在肾功能不全患者中的用药策略

药物	用药策略
酮咯酸氨丁三醇	■ 单次给药： i.m.：一次 1mg/kg，单次最大剂量 30mg i.v.：一次 0.5mg/kg，单次最大剂量 15mg ■ 多次给药： 6 小时静脉滴注或肌内注射 15mg，最大日剂量 60mg
氟比洛芬酯	■ 重度肾功能不全[*]患者禁用
帕瑞昔布	■ eGFR 30~80ml/(min·1.73m²)，无须调整剂量 ■ 重度肾功能不全或有液体潴留倾向，从 20mg 开始，并密切监测肾功能
氯诺昔康	■ 中到重度肾功能不全患者禁用 ■ 轻度肾功能不全患者禁用，但特殊病例亟须使用时，按说明书中推荐的最小剂量给药，同时监测患者肾功能
布洛芬	■ 肾功能不全患者慎用
双氯芬酸钠	■ eGFR<10ml/(min·1.73m²)，不推荐使用
洛索洛芬钠	■ 严重肾功能不全患者禁用
美洛昔康	■ Ccr ≥ 25ml/min，无须调整剂量 ■ Ccr<25ml/min，禁用 ■ 进行血液透析的严重肾功能不全患者，最大日剂量 7.5mg ■ 患有肾病综合征和 / 或合并其他肾脏疾病患者慎用
塞来昔布	■ 重度肾功能不全患者禁用 ■ 中度肾功能不全患者减量
依托考昔	■ Ccr ≥ 30ml/min，无须调整剂量 ■ Ccr<30ml/min，禁用

　　注：[*]肾功能不全的程度建议根据 eGFR 评价。轻度为 eGFR ≥ 60ml/(min·1.73m²)，中度为 eGFR 30~59ml/(min·1.73m²)，重度为 eGFR 15~29ml/(min·1.73m²)，严重为 eGFR < 15ml/(min·1.73m²)。

表 2-12　外用 NSAID 在肾功能不全患者中的用药策略

通用名	规格	说明书
吲哚美辛巴布膏	45.5mg	未述肾功能影响
酮洛芬凝胶	50g	使用酮洛芬凝胶有可能会引起 ADR，如肾功能紊乱
吡罗昔康贴片	6.8cm×5.2cm，含吡罗昔康 48mg	未述肾功能影响（14 岁以下禁用）
氟比洛芬巴布膏	每贴含氟比洛芬 40mg	未述肾功能影响
双氯芬酸二乙胺乳胶剂	0.2g	肾功能不全患者使用前请咨询医师或药师

参考文献

［1］国家卫生健康委员会医管中心加速康复外科专家委员会. 中国加速康复外科围手术期非甾体抗炎药临床应用专家共识. 中华普通外科杂志, 2019, 34 (3): 283-288.

［2］中华医学会麻醉学分会. 成人日间手术后镇痛专家共识 (2017). 临床麻醉学杂志, 2017, 33 (8): 812-815.

［3］中华医学会麻醉学分会. 成人术后疼痛处理专家共识. 临床麻醉学杂志, 2017, 33 (9): 190-196.

［4］国家风湿病数据中心. 非甾体消炎药相关消化道溃疡与溃疡并发症的预防与治疗规范建议. 中华内科杂志, 2017, 56 (1): 81-85.

［5］SCHMIDT M, LAMBERTS M, OLSEN A M, et al. Cardiovascular safety of non-aspirin non-steroidal anti-inflammatory drugs: review and position paper by the working group for Cardiovascular Pharmacotherapy of the European Society of Cardiology. Eur Heart J, 2016, 2 (2): 108-118.

［6］American College of Rheumatology Ad Hoc Group on Use of Selective and Nonselective Nonsteroidal Antiinflammatory Drugs. Recommendations for use of selective and nonselective nonsteroidal antiinflammatory drugs: An American College of Rheumatology white paper. Arthritis Rheum, 2008, 59 (8): 1058-1073.

［7］ SCARPIGNATO C, LANAS A, BLANDIZZI C, et al. Safe prescribing of non-steroidal anti-inflammatory drugs in patients with osteoarthritis-an expert consensus addressing benefits as well asgastrointestinal and cardiovascular risks. BMC medicine, 2015, 13 (1): 55.

［8］ 中华医学会风湿病学分会 . 类风湿关节炎诊断及治疗指南 . 中华风湿病学杂志 , 2010, 14 (4): 265-270.

［9］ SWARM R A, PAICE J A, ANGHELESCU D L, et al. Adult cancer pain, version 3. 2019, NCCN clinical practice guidelines in oncology. J Natl Compr Canc Netw, 2019, 17 (8): 977-1007.

第三节　阿片类药物

阿片类药物（opioid）是指能与不同阿片受体结合产生不同效应的天然或合成的物质，是治疗中、重度急慢性疼痛的最常用药物。μ、κ、σ 是常见的阿片受体，阿片类药物可以和这三种受体亚型中的一种或几种结合，产生完全激动、部分激动、激动 - 拮抗和拮抗等不同作用。

阿片类药物用于慢性疼痛治疗时，需要进行剂量滴定；突然停药会引发戒断反应，因此需要逐渐减量至停药。

不同阿片受体的生理作用，见表 2-13。

表 2-13　不同阿片受体的生理作用

受体类型	生理作用
μ_1	脊髓镇痛、镇静、催乳素分泌
μ_2	呼吸抑制、欣快感、瘙痒、缩瞳、抑制肠蠕动、恶心、呕吐、依赖性
κ	脊髓镇痛、呼吸抑制、镇静、致幻
δ	脊髓镇痛、平滑肌效应、缩瞳、调控 μ 受体活性
σ	呼吸加快、血压升高、致幻、瞳孔散大
ε	激素释放

阿片受体完全激动剂

阿片受体的完全激动剂包括吗啡、芬太尼、羟考酮等,该类药物无封顶效应,长期使用该类药物的患者会产生耐受性并需要逐渐提高用药剂量以控制疼痛,突然停药会导致戒断综合征,因此,当患者不再需要该类药物治疗时,需逐渐减小用药剂量。

该类药物用于慢性疼痛时可参考本节表 2-17 "阿片类药物剂量滴定方案"列出的路径进行滴定。

不同阿片受体完全激动剂之间存在等效剂量换算关系,可参照换算系数表进行药物之间或不同给药方式之间的转换,不同阿片类药物之间的换算、口服吗啡转换为口服美沙酮的剂量换算、其他阿片类药物转换成芬太尼透皮贴剂的剂量换算分别见附录 2 中附表 2-4~ 附表 2-6。常用阿片类药物的药代动力学特点,见附录 2 中附表 2-3。

不同种类的阿片受体完全激动剂引起的 ADR 类似,用药期间应密切观察便秘、恶心、呕吐、瘙痒、谵妄、呼吸抑制等常见 ADR 并及时处理,阿片类药物不良反应的处理见附录 2 中附表 2-7。阿片受体完全激动剂不宜与苯乙肼、吗氯贝胺、司来吉兰等单胺氧化酶抑制剂(monoamine oxidase inhibitor, MAOI)联用,若患者已使用 MAOI,需要停药 14 天后再开始使用阿片类药物。常用单胺氧化酶抑制剂,见附录 2 中附表 2-8。

吗啡

【药理作用】

吗啡通过模拟内源性镇痛物质脑啡肽的作用,激动 μ、κ、σ 受体发挥镇痛作用,对持续性钝痛效果强于间断性锐痛和内脏绞痛,其较明显的镇静作用可改善疼痛患者的紧张情绪,除此之外,吗啡的药理作用还包括:抑制呼吸中枢和咳嗽中枢;促进内源性组胺释放而使外周血管扩张,血压下降;扩张脑血管而升高颅内压;兴奋平滑肌。

【药物特点】

吗啡半衰期短,常用剂型可分为即释剂型和缓释剂型,可根据临床需要和患者情况选择不同的剂型。

吗啡可促使胆道奥迪括约肌收缩,引起胆管系的内压上升;可使血浆淀粉酶和脂肪酶升高;可致二氧化碳潴留,脑血管扩张,从而干扰对脑脊液压升高的病因诊断,吗啡诱发奥迪括约肌收缩和促进内源性组胺释放的作用强于其他阿片类药物。

吗啡与阿片受体激动-拮抗剂或部分激动剂如喷他佐辛、纳布啡、布托啡诺、丁丙诺啡等合用时可能诱发戒断反应。

【药学监护】

吗啡的常用剂型有注射液、片剂、口服液、栓剂等。吗啡即释剂型是阿片类药物剂量滴定的首选用药,剂量滴定完成后可将即释剂型换算为缓释剂型以减少每日服药次数。缓释剂型必须整片吞服,不可掰开、咀嚼或碾碎,否则会导致潜在性致死剂量的吗啡快速释放和吸收。

吗啡慎用于有下列情况的患者:有药物滥用史、颅内压升高、低血容量性低血压、胆道疾病、胰腺炎、严重肾功能不全、严重慢性阻塞性肺疾病、严重肺源性心脏病、严重支气管哮喘、呼吸抑制等。

吗啡对血清碱性磷酸酶、谷丙转氨酶(glutamic-pyruvic transaminase,GPT)、谷草转氨酶(glutamic-oxaloacetic transaminase,GOT)、胆红素、乳酸脱氢酶等测定有一定影响,故应在吗啡停用24小时以上再进行以上项目测定,以防可能出现假阳性。

吗啡用于急性疼痛的镇痛治疗时,首选患者自控镇痛(patient controlled analgesia,PCA)给药方式。

羟考酮

【药理作用】

羟考酮为半合成的阿片受体完全激动剂,其作用机制与吗啡相似,主要通过激动中枢神经系统内的阿片受体而起镇痛作用,镇痛强度为吗啡的 1.5~2 倍。此外,羟考酮还具有抗焦虑、镇咳、致欣快、呼吸抑制的作用。

【药物特点】

羟考酮的常用剂型有片剂、注射剂等。

羟考酮经 CYP2D6 与 CYP3A4 代谢,与 CYP2D6/CYP3A4 抑制剂联用或停止与 CYP2D6/CYP3A4 诱导剂联用时,可导致血药浓度升高、ADR 风险增加,并可导致致死性呼吸抑制。

羟考酮可引起奥迪括约肌痉挛,因此,在胆道疾病(包括急性胰腺炎)患者中慎用。羟考酮还可引起血清淀粉酶水平升高,诱发胰腺炎;羟考酮可诱发和加重癫痫发作,加重癫痫症状。

羟考酮无封顶效应,其常用剂型可分为即释剂型和缓释剂型,即释剂型有口服片剂和注射剂,可根据临床需要和患者情况选择适当的剂型。

【药学监护】

羟考酮的缓释片不可掰开服用。

当患者合并有下列情况时,服用羟考酮将增加潜在的风险,应当慎重:急性酒精中毒、肾上腺皮质功能不全、中枢神经系统抑制或昏迷、震颤性谵妄、伴呼吸抑制的脊柱侧后凸、黏液水肿、甲状腺功能减退、前列腺肥大或尿道狭窄、重度肝或肺或肾功能不全。

告知患者服药期间不得开车或从事操作机器等工作。

羟考酮用于急性疼痛镇痛治疗时,首选 PCA 给药。

芬太尼

【药理作用】

芬太尼为人工合成的阿片受体完全激动剂,其镇痛强度是吗啡的 50~100 倍。

【药物特点】

芬太尼常用剂型可分为注射剂和透皮贴剂。注射剂常用于手术麻醉和急性疼痛的处理,透皮贴剂常用于慢性疼痛的治疗,其有效时间为 72 小时,一般不推荐用于首次使用阿片类药物的患者。

芬太尼无封顶效应,与吗啡相比,其具有作用迅速、维持时间短、不释放组胺、对心血管功能影响小、能抑制气管插管时的应激反应等优点,但有可能诱发心动过缓。

芬太尼对呼吸的抑制作用弱于吗啡,其呼吸抑制和镇痛作用可被纳洛酮拮抗。

芬太尼经 CYP3A4 代谢,与 CYP3A4 抑制剂合用或停止与 CYP3A4 诱导剂联用可导致血药浓度升高、ADR 风险增加,并可导致致死性呼吸抑制。

【药学监护】

芬太尼用于急性疼痛治疗时,首选 PCA 给药。

芬太尼透皮贴剂用于慢性疼痛治疗时,不能破坏芬太尼透皮贴剂的完整性。

高温、发热或体力活动等所致的体表温度升高均可促进透皮贴剂中芬太尼的吸收。药代动力学模型表明,若皮肤温度升至 40℃ 时,血清芬太尼的浓度可能提高约 1/3,因此,发热的患者使用芬太尼透皮贴剂时应监测 ADR,必要时应调整芬太尼透皮贴剂的剂量。

告知所有患者应避免贴有芬太尼透皮贴剂的部位直接与发热源接触,如加热垫、电热毯、加热水床、烤灯、强烈的日光浴、热水瓶、蒸汽浴及热涡矿泉浴等。

停止使用贴剂后,血清芬太尼浓度逐渐下降并且在 13~22 小时后降低大约 50%,所以出现严重 ADR 的患者应在停止使用芬太尼透皮贴剂后继续观察 24 小时。

美沙酮

【药理作用】

美沙酮为阿片受体完全激动剂,其药理作用与吗啡相似,镇痛效能和持续时间亦与吗啡相当。美沙酮亦能抑制呼吸、镇咳、降温、缩瞳、镇静,虽然以上作用较弱,但重复给药可引起显著的镇静作用。

【药物特点】

美沙酮常用剂型有口服液、片剂和注射剂等。

美沙酮多用于替代治疗。美沙酮不宜静脉注射给药,用于疼痛治疗时,可采用口服、肌内注射或皮下注射给药。

除阿片受体完全激动剂的常见 ADR 外,美沙酮还可导致Q-T 间期延长和严重尖端扭转型心律失常,还可能导致性功能减退,男性用药后精液减少,且可出现女性乳房。

女性用药后同时使用避孕药,可致终日疲倦无力。

【药学监护】

美沙酮作为人工合成阿片类药物,虽然用于阿片类药物依赖的替代治疗,但亦存在戒断反应,戒断反应较轻,但脱瘾较难。

美沙酮亦可导致严重的呼吸抑制、右束支传导阻滞、心动过速或低血压,常见于开始用药及增加剂量时,用药期间应监测患者呼吸频率、血氧饱和度和心率。

阿片受体完全激动剂的特点比较,见表 2-14。

表 2-14　阿片受体完全激动剂的特点比较

项目	吗啡	羟考酮	芬太尼	美沙酮
给药途径	p.o./i.v.	p.o./i.v.	p.o./i.v./外用	p.o.
是否有缓释剂型	有	有	有(外用)	无
口服生物利用度 /%	25	60~87	50~75	—
蛋白结合率 /%	26~36	45	84	87.3

续表

项目	吗啡	羟考酮	芬太尼	美沙酮
血药浓度达峰时间	1~2h	1.6h	1~2min（i.v.）	2h
消除半衰期 /h	3.5~5	3.2（注射剂）4.5~8（缓释制剂）	3~4（i.v.）	15~18
代谢	肝（60%~70%）	肝	肝	肝
排泄	主要经肾脏排出，少量经胆汁和乳汁排出	肾	肾	肾、胆汁
妊娠期安全性分级	C	—	C	C
哺乳期安全性分级	L3	—	L2	L2

注：表中列出的均为非外用给药途径时的药物特点，血药浓度达峰时间为非缓释剂型给药后的达峰时间；所列药物及剂型均为国内上市产品。

阿片受体部分激动剂

阿片受体部分激动剂有地佐辛、布托啡诺、丁丙诺啡等，这类药物有封顶效应。

地佐辛

【药理作用】

地佐辛的作用机制尚未明确，一般认为其为 κ 受体部分激动剂，对 μ 受体也具有激动 - 拮抗作用。

【药物特点】

地佐辛肌内注射 10mg 的镇痛效果与 10mg 吗啡或 50~100mg 哌替啶等效，起效时间和作用持续时间与吗啡相仿。地佐辛有封顶效应，单次给药剂量不超过 20mg，最大日剂量

120mg。治疗剂量的地佐辛对心脏功能与血压无明显影响。

【药学监护】

地佐辛可用于急性疼痛的治疗,不推荐其用于癌性疼痛和其他慢性疼痛的常规治疗,用药过程中注意观察恶心、呕吐、镇静、嗜睡等不良反应。

布托啡诺

【药理作用】

布托啡诺主要激动 κ 受体,对 σ 受体作用不明显,对 μ 受体具有激动 - 拮抗作用,对 κ、σ、μ 受体的激动作用强度比为 25∶4∶1。

【药物特点】

布托啡诺镇痛强度为吗啡的 5~8 倍,布托啡诺 2mg 约与吗啡 10mg 的镇痛作用等效。有鼻喷剂和注射剂两种剂型。

布托啡诺呼吸抑制发生率较低,胃肠道活动减慢或平滑肌痉挛、皮肤瘙痒及尿潴留发生率较低。

【药学监护】

布托啡诺主要用于急性疼痛的治疗,用药过程中注意监护血压、心率,若出现恶心、呕吐、镇静、嗜睡、呼吸抑制等 ADR 应给予相应处理。

丁丙诺啡

【药理作用】

丁丙诺啡为 μ 受体的部分激动剂、δ 受体的激动剂、κ 受体的拮抗剂、孤啡肽受体的部分激动剂。与 μ 受体的亲和力高,且解离较慢,故镇痛作用较吗啡更持久。该药可置换出结合于 μ 受体的其他阿片类药物,从而产生拮抗其他阿片类药物作用。

【药物特点】

丁丙诺啡引起的呼吸抑制程度与剂量相关,持续时间较吗啡长。该药亦可减慢心率,使血压轻度下降,对心排血量无明显影响。

【药学监护】

临床常用丁丙诺啡透皮贴剂,该剂型的持续作用时间为 7 天,用药后前 3 天达到稳态血药浓度并发挥最大镇痛效果。因此,在用药前 3 天,不能增加剂量。

无论使用何种规格的丁丙诺啡透皮贴剂,每次最多使用 2 贴,在随后的 3~4 周不要在相同的部位使用新的贴剂。

对正在使用 MAOI 或在前 2 周内使用 MAOI 的患者、肌无力的患者、震颤性谵妄的患者禁用该药。

阿片受体部分激动剂的特点比较,见表 2-15。

表 2-15　阿片受体部分激动剂的特点比较

项目	地佐辛	布托啡诺	丁丙诺啡
给药途径	i.v./i.m.	i.v./ 吸入	p.o./ 外用
是否有缓释剂型	无	无	有(外用)
表观分布容积 /（L/kg）	11.2	50	97~187
蛋白结合率 /%	—	80	96
血药浓度达峰时间 / min	10~90（i.m.）	30~60	—
消除半衰期 /h	2.2~2.8	4.7~5.8	1.2~7.2（p.o）
排泄	经肾排出	经肾、胆汁排出	经肾、胆汁排出
妊娠期安全性分级	—	—	C
哺乳期安全性分级	—	—	L2

注:表中列出的均为非外用给药途径时的药物特点,血药浓度达峰时间为非缓释剂型给药后的达峰时间;表中所列药物及剂型均为国内上市产品。

阿片受体拮抗剂

纳洛酮

【药理作用】

纳洛酮是阿片受体拮抗剂,对阿片样物质和内源性阿片样物质有特异性拮抗作用,能竞争性拮抗阿片受体 μ、δ 和 κ。纳洛酮通过对内源性阿片样物质内啡肽和脑啡肽的拮抗而发挥兴奋中枢神经、兴奋呼吸、抑制迷走神经作用,能使血中去甲肾上腺素和肾上腺素水平升高,使血压上升,从而完全或部分纠正阿片样物质的中枢抑制效应,如呼吸抑制、镇静和低血压等。

【药物特点】

纳洛酮主要用于阿片类药物急性中毒的治疗。阿片类药物中毒者小剂量注射纳洛酮 400~800μg 后,2 分钟即可逆转其作用,从而对抗呼吸抑制等中枢抑制症状。

对阿片类药物依赖者,肌内注射纳洛酮可激发严重戒断反应,结合用药史和尿检结果,可确诊为阿片类药物成瘾。

纳洛酮为纯阿片受体拮抗剂,不具有阿片受体激动作用,不引起呼吸抑制、拟精神病反应或缩瞳反应。用药后不会导致患者出现耐受性、生理或精神依赖性。

【药学监护】

需要根据患者反应确定剂量。

用于纠正术后阿片类药物引起的呼吸抑制时,一次 0.1~0.2mg,每隔 2~3 分钟给药 1 次,直至患者呼吸恢复而无明显疼痛感。

用于拮抗阿片类药物过量时,首次给药 0.4~2mg,若呼吸功能仍未改善,2~3 分钟后可重复给药 1 次。若给药 10mg 后仍未见改善,应重新寻找导致患者呼吸抑制的原因。

其他阿片类药物

曲马多

【药理作用】

曲马多可与阿片受体结合,对 μ 受体的亲和力相当于吗啡的 1/6 000,对 κ 和 δ 受体的亲和力仅为 μ 受体的 1/25。同时,曲马多通过抑制神经元突触对去甲肾上腺素 /5- 羟色胺再摄取,影响疼痛信号转导而产生镇痛作用。其作用强度为吗啡的 1/10~1/8。

【药物特点】

由于曲马多通过同时结合阿片受体和抑制去甲肾上腺素 /5- 羟色胺再摄取发挥作用,所以该药不能严格意义上归类为阿片类药物,为了更明确地区分,国内外疼痛治疗相关指南中将曲马多表述为中枢镇痛药,本书也采用此分类方式,以下章节中中枢镇痛药特指曲马多。

曲马多有封顶效应,最大日剂量 400mg,在该剂量以下用药无抑制呼吸作用,不影响组胺释放,无致平滑肌痉挛作用,该药不能抑制阿片类药物的戒断反应,口服和注射给药效果相同。

【药学监护】

当患者合并有下列情况时,使用该药增加潜在的风险,应当慎重:阿片类药物依赖或有滥用药物及依赖倾向者、急性酒精中毒、正在接受或在过去 14 天内使用过 MAOI、重度肝肾功能不全、头部损伤、颅内压增高、病因不明的意识紊乱、呼吸中枢和呼吸功能紊乱、已有呼吸抑制症状。

当使用该药剂量超过最大日剂量时,癫痫发作风险增加,对有癫痫病史患者仅在无其他替代药物的情况下使用。若患者用药剂量超过最大日剂量或与中枢神经镇静药合用时,可能会出现呼吸抑制。

阿片类药物的剂量滴定策略

阿片类药物的有效性和安全性存在较大的个体差异,需要逐渐调整剂量,以获得最佳用药剂量,称为剂量滴定。不同指南中推荐的剂量滴定路径不同,本节介绍目前临床最常用的三种剂量滴定策略。三种剂量滴定策略针对阿片类药物未耐受患者和阿片类药物耐受患者给出了不同的滴定方案。美国 FDA 定义阿片类药物耐受为按时使用阿片类药物一周以上,且每日用药剂量大于 / 等于口服吗啡 60mg 或其他等效阿片类药物。首先根据此定义将患者分为阿片类药物未耐受和阿片类药物耐受两类,而后根据相关推荐策略进行剂量滴定。

■《癌症疼痛诊疗规范(2018 年)》推荐的剂量滴定策略

中国国家卫生健康委员会《癌症疼痛诊疗规范(2018 年)》推荐未使用过阿片类药物治疗的患者,首选短效阿片类药物口服给药进行剂量滴定或按需给药,若患者不能耐受口服给药的剂量滴定方式,可使用吗啡注射液静脉注射或皮下注射,初始剂量均设定为 5~15mg,q.4h.,此剂量称为固定剂量。口服给药后 60 分钟、静脉注射后 15 分钟、皮下注射后 30 分钟评估患者疼痛情况,根据评估结果,参照表 2-16 调整用药剂量。

按需给药即根据患者的镇痛需求给药,如在两次给药之间,患者出现爆发痛,需要临时用药,则应给药处理,初日按需给药的剂量为该患者拟定的初始固定剂量;次日及以后按需给药的剂量为前 24 小时内总剂量的 10%~20%。

阿片类药物滴定剂量增加幅度参考标准,见表 2-16。

表 2-16　阿片类药物滴定剂量增加幅度参考标准

疼痛强度(NRS 评分)	滴定剂量增加幅度 /%	备注
7~10	50~100	■ 固定剂量的百分比
4~6	25~50	■ 滴定剂量＝固定剂量＋固定剂量 × 滴定剂量增加幅度
2~3	≤ 25	

阿片类药物剂量滴定方案,见表 2-17。

表 2-17 阿片类药物剂量滴定方案

临床情况	滴定原则	
	未使用过阿片类药物的患者	阿片类药物耐受的患者
滴定初日	■ 根据疼痛程度,拟定吗啡即释片初始固定剂量(5~15mg,q.4h.)或按需给药,给药后 60 分钟评估疼痛情况,根据评估结果,参照表 2-16 进行剂量调整	■ 将患者前 24 小时所用阿片类药物总剂量换算成吗啡即释片剂量,将该剂量分 6 份 q.4h. 或按需给药,给药后 60 分钟评估疼痛情况,根据评估结果,参照表 2-16 进行剂量调整
滴定次日	■ 次日总固定剂量 = 前 24 小时总固定剂量[#]+ 前 24 小时总滴定剂量[$] ■ 次日总固定剂量分 6 份 q.4h. 口服,滴定剂量为总固定剂量的 10%~20%	
滴定终点	■ 按以上方法逐日调整剂量,直到 NRS 评分稳定在 0~3	
维持治疗	■ 当滴定剂量达到镇痛目标并无不可耐受的 ADR 时,可考虑换用等效剂量的长效阿片类药物 ■ 在应用长效阿片类药物期间,应备用短效阿片类药物。当患者因病情变化,长效阿片类药物剂量不足或发生爆发痛时,立即给予短效阿片类药物进行解救,解救剂量为前 24 小时用药总量的 10%~20% ■ 每日短效阿片类药物解救用药次数 ≥ 3 次时,应当考虑将前 24 小时解救用药剂量换算成等效剂量的长效阿片类药物,加入每日的固定剂量按时给药	
其他情况	■ 若出现不可控制的 ADR 或 NRS 评分 <4,应该考虑将滴定剂量下调 10%~25%,并重新评估疼痛情况	

注:[#] 前 24 小时总固定剂量为前 24 小时内 q.4h. 给药的总剂量。

[$] 前 24 小时总滴定剂量为前 24 小时内除 q.4h. 给药外,其他时间的给药总量。

例1

患者NRS评分为6,既往未使用过阿片类药物。拟定吗啡即释片初始固定剂量10mg q.4h.口服,每次用药后60分钟评估疼痛情况,根据评估结果,参照表2-16调整给药剂量。

例1中患者阿片类药物剂量滴定过程,见表2-18。

表2-18 例1中患者阿片类药物剂量滴定过程

时间	NRS评分	口服即释吗啡片剂量	剂量调整依据
08:00（入院）	6	10mg	依据:拟定的固定剂量给药时间
09:00	7	20mg	依据:NRS评分7~10,剂量滴定增加幅度50%~100%。实际滴定剂量:10+10×（50%~100%）=15~20mg。可以选择20mg
10:00	3	不给药	依据:NRS评分2~3,剂量滴定增加幅度≤25%。可以选择不给药
11:00	3	不给药	同上
12:00	2	10mg	依据:拟定的固定剂量给药时间
13:00	2	不给药	依据:NRS评分2~3,剂量滴定增加幅度≤25%。可以选择不给药
16:00	1	10mg	依据:拟定的固定剂量给药时间
17:00	5	15mg	依据:NRS评分4~6,剂量滴定增加幅度25%~50%。实际滴定剂量:10+10×（25%~50%）=12.5~15mg。可以选择15mg
18:00	4	15mg	同上
20:00	1	10mg	依据:拟定的固定剂量给药时间

续表

时间	NRS 评分	口服即释吗啡片剂量	剂量调整依据*
00：00	患者入睡	不给药	依据：按需给药，即当患者出现影响睡眠爆发痛时，需要临时用药，初日给药剂量为该患者拟定的初始固定剂量；次日及以后给药剂量为前 24 小时内总剂量的 10%~20%。没出现爆发痛，则不需给药
04：00	患者入睡	不给药	
次日 08：00#	前 24 小时吗啡即释片总剂量为 90mg，本次给药剂量为 15mg		

注：表中加粗的时间点为拟定的固定给药时间点。

* 见表 2-16 阿片类药物剂量滴定剂量增加幅度参考标准。

见表 2-17 阿片类药物剂量滴定方案，次日总固定剂量 = 前 24 小时总固定剂量 + 前 24 小时总滴定剂量。该例患者初日吗啡即释片总剂量为 90mg，即为次日总固定剂量，分 6 份 q.4h. 给药，即次日固定剂量 90÷6=15（mg），滴定剂量为前 24 小时总固定剂量的 10%~20%，即 90×（10%~20%）=9~18（mg）。次日固定剂量给药时间点与疼痛评估时间点同初日，剂量调整依据参照表 2-16。按以上方法逐日调整剂量，直到 NRS 评分稳定在 0~3。

■《NCCN 临床实践指南：成人癌痛（2019 年）》推荐的剂量滴定策略

美国国立综合癌症网络（National Comprehensive Cancer Network，NCCN）发布的《NCCN 临床实践指南：成人癌痛（2019 年）》推荐阿片类药物未耐受的患者，初始用药选择短效阿片类药物即释吗啡片口服给药进行滴定，初始剂量为 5~15mg，给药后 60 分钟评估患者疼痛情况。若患者不能耐受口服给药方式，可使用吗啡注射液静脉注射或皮下注射，初始剂量仍为 5~15mg。静脉注射后 15 分钟或皮下注射后 30 分钟评估患者疼痛情况，根据评估结果，参照图 2-1 进行剂量滴定。

阿片类药物耐受的患者,初始剂量为前 24 小时药物总量 10%~20% 的即释吗啡片。其后的剂量滴定策略与阿片类药物未耐受的患者相同。

次日剂量维持初日阿片类药物总量,患者出现爆发痛时给药剂量为初日阿片类药物总量的 10%~20%。

阿片类药物初日剂量滴定流程,见图 2-1。

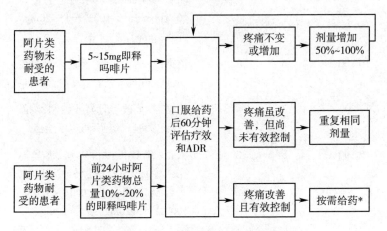

图 2-1 阿片类药物初日剂量滴定流程

注:* 按需给药:根据患者的镇痛需求给药,若患者此时疼痛已缓解或入睡,无须给药;若患者出现爆发痛,需要临时给药处理,初日给药剂量 5~15mg 即释吗啡片,次日及以后的给药剂量为前 24 小时药物总固定剂量 10%~20%。图中的剂量滴定增加幅度为评估时前一次的给药剂量的百分比。

例 2

患者初次使用阿片类药物治疗,给药前 NRS 评分 6,为重度疼痛,患者胃肠道功能正常,拟采用即释吗啡片进行剂量滴定。拟定即释吗啡片初始剂量为 10mg 口服,用药后 60 分钟评估疼痛情况,疼痛未改善,根据图 2-2 增加剂量 50%~100%,实际滴定剂量为 10+10×(50%~100%)=15~20mg。

例 2 中患者阿片类药物剂量滴定过程,见表 2-19。

表 2-19 例 2 中患者阿片类药物剂量滴定过程

时间	NRS 评分	口服即释吗啡片剂量	剂量调整依据
08:00 入院	6	10mg	依据:拟定的初始剂量
09:00	8	20mg	依据:疼痛不变或增加,剂量增加 50%~100%。实际滴定剂量为 10+10×(50%~100%)=15~20mg。选择 20mg
10:00	6	20mg	依据:疼痛虽改善,但尚未有效控制,重复相同剂量。重复给予 20mg
11:00	3	不给药	依据:疼痛改善且有效控制,按需给药。疼痛已缓解,可以不给药
17:00	5	20mg	依据:患者再次诉疼痛,疼痛不变或增加,剂量增加 50%~100%。实际滴定剂量为 10+10×(50%~100%)=15~20mg。选择 20mg
18:00	3	不给药	依据:疼痛改善且有效控制,按需给药。疼痛已缓解,可以不给药
20:00	4	20mg	依据:患者再次诉疼痛,疼痛不变或增加,剂量增加 50%~100%。实际滴定剂量为 10+10×(50%~100%)=15~20mg。选择 20mg
22:00	患者入睡	不给药	依据:疼痛改善且有效控制,按需给药。疼痛已缓解且入睡,可以不给药
次日 08:00	前 24 小时即释吗啡片总剂量为 90mg,换算为盐酸羟考酮缓释片 20mg,q.12h.		

■《欧洲癌痛阿片类药物镇痛指南(2012年)》推荐的剂量滴定策略

欧洲姑息治疗学会(European Association for Palliative Care, EAPC)《欧洲癌痛阿片类药物镇痛指南(2012年)》、我国《癌症疼痛诊疗上海专家共识(2017年)》和《北京市癌症疼痛管理规范(2017年版)》提出可以使用盐酸羟考酮缓释片进行剂量滴定。

阿片类药物未耐受的患者,若患者NRS评分为4~6,即中度疼痛,初日剂量为羟考酮缓释片10mg,q.12h.;若患者NRS评分为7~10,即重度疼痛,初始剂量为羟考酮缓释片15mg,q.12h.;同时备用即释吗啡片处理爆发痛,剂量为初日阿片类药物总量的10%~20%。

阿片类药物耐受的患者,将前24小时使用的阿片类药物总量换算成盐酸羟考酮缓释片的剂量以q.12h.给药。同时,备用即释吗啡片处理爆发痛,剂量为前24小时药物总量的10%~20%。

使用盐酸羟考酮缓释片的剂量滴定流程,见图2-2。

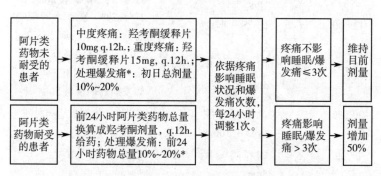

图2-2 使用盐酸羟考酮缓释片的剂量滴定流程

注:*阿片类药物未耐受的患者处理爆发痛的剂量为初日药物总量的10%~20%,阿片类药物耐受的患者处理爆发痛的剂量为前24小时药物总量的10%~20%,可将该剂量换算成等量的即释吗啡片进行给药。

例3

患者入院时 NRS 评分为 6，即中度疼痛，患者未使用过阿片类药物，根据《欧洲癌痛阿片类药物镇痛指南（2012年）》推荐的剂量滴定策略，可使用盐酸羟考酮缓释片 10mg，q.12h. 口服作为初始剂量，根据图 2-2 进行剂量滴定。

例 3 中盐酸羟考酮缓释片剂量滴定过程，见表 2-20。

表 2-20　例 3 中盐酸羟考酮缓释片剂量滴定过程

时间	滴定过程			
	给药前 NRS 评分	药物	给药后 NRS 评分	剂量调整依据
08:00	6	盐酸羟考酮缓释片 10mg	2	依据：初始剂量给药时间
09:30	7	即释吗啡片 5mg	1	依据：处理爆发痛的剂量为初日阿片类药物总量的 10%~20%，初日阿片类药物总量 20mg 的 10%~20%，换算为即释吗啡片等效剂量，即 $20 \times 2 \times (10\%{\sim}20\%)=4{\sim}8(mg)$，考虑即释吗啡片规格，处理爆发痛的剂量为 5mg
11:00	6	即释吗啡片 5mg	2	
12:00	6	即释吗啡片 5mg	2	
18:00	8	即释吗啡片 5mg	2	
20:00	3	盐酸羟考酮缓释片 10mg	2	依据：初始剂量给药时间
0:00	5	即释吗啡片 5mg	入睡	依据：同 09:30 时

患者 24 小时爆发痛次数 >3 次，次日需要将初日总剂量增加 50%，盐酸羟考酮缓释片次日剂量为 20+20×50%=30mg，即次日剂量为 15mg，q.12h.

注：吗啡与羟考酮的换算关系为吗啡（口服）∶羟考酮（口服）=1.5~2∶1。

■ 阿片类药物剂量减停策略

突然停用阿片类药物会引发戒断反应,因此需要逐渐减量至停药。如果患者出现无法控制的 ADR 且 NRS 评分 ≤ 3(轻度疼痛),可将总用药剂量减少 10%~25% 并重新评估疼痛,直至每天剂量相当于 30mg 口服吗啡,继续用药 2 天后即可停药。药物减停的过程中需要密切随访,以确保疼痛没有加剧并且患者未出现戒断反应。

阿片类药物剂量减停策略,见表 2-21。

表 2-21　阿片类药物剂量减停策略

项目	剂量减停策略
减量时机	■ NRS 评分 ≤ 3(轻度疼痛) ■ 患者出现无法控制的 ADR
减量方式	■ 将总用药剂量减少 10%~25% 并重新评估疼痛 ■ 若患者 NRS 评分 ≤ 3 则可继续减量;若患者 NRS 评分 >3 或出现戒断反应* 则可恢复减量前剂量
停药时机	■ 患者每日用药剂量减量至 ≤ 30mg 口服吗啡,或其他等效阿片类药物 ■ 继续服药 2 天后疼痛仍控制满意,此时可停药

注:* 阿片类药物戒断反应是指对阿片类药物出现渴求感、恶心、呕吐、肌肉疼痛、骨关节痛、腹痛、不安、食欲差、疲乏、发冷、发热等。

例 4

患者经过治疗后 NRS 评分为 1,目前用药剂量为盐酸羟考酮缓释片 20mg,q.12h.,根据表 2-21 进行阿片类药物剂量调整。

例 4 中患者阿片类药物剂量减停过程,见表 2-22。

表 2-22　例 4 中患者阿片类药物剂量减停过程

时间	减量过程				剂量调整依据
	减量前 NRS 评分	用药剂量	减量后 NRS 评分	ADR 及 戒断反应 情况	
减量前	1	盐酸羟考酮缓释片 20mg,q.12h.	—	无(居中,下同)	—
减量第一天	1	盐酸羟考酮缓释片 15mg,q.12h.	1	无	依据:患者 NRS 评分 ≤ 3,可将总用药剂量减少 10%~25%。实际给药剂量应为 40－40× (10%~25%)=30~36mg。考虑药物规格,剂量调整为 15mg,q.12h.
减量第二天	2	盐酸羟考酮缓释片 10mg,q.12h.	5	无	依据:同减量第一天。实际给药剂量应为 30－30×(10%~25%)= 22.5~27mg。考虑药物规格,剂量调整为 10mg,q.12h.
减量第三天	5	盐酸羟考酮缓释片 15mg,q.12h.	2	无	依据:患者疼痛再次加重,恢复减量前给药剂量。剂量调整为 15mg,q.12h.
减量第四天	2	盐酸羟考酮缓释片 10mg,q.12h.	2	无	依据:同减量第一天。实际给药剂量应为 30－30×(10%~25%)= 22.5~27mg。考虑药物规格,剂量调整为 10mg,q.12h.

时间	减量过程				剂量调整依据
	减量前 NRS 评分	用药剂量	减量后 NRS 评分	ADR 及 戒断反应 情况	
减量 第五 天	1	盐酸羟考 酮缓释片 5mg,q.12h.	1	无	依据:同减量第一天。 实际给药剂量应为 10–10×(10%~25%)= 7.5~9mg。考虑药物规 格,剂量调整为 5mg, q.12h.
减量 第六 天	1	盐酸羟考 酮缓释片 5mg,q.12h.	1	无	依据:患者每日剂量 减至≤30mg 口服吗 啡,或其他等效阿片 类药物,继续服药 2 天后疼痛仍控制满意 即可停药。将该患者 盐酸羟考酮日剂量换 算成口服吗啡日剂量, 即(5+5)×2=20mg,此 剂量<30mg,已持续 使用 2 天,NRS 评分 均≤3,可停药
减量 第七 天	2	盐酸羟考 酮缓释片 5mg,q.12h.	1	无	
减量 第八 天	1	停药	1	无	

注:吗啡与羟考酮的换算关系为吗啡(口服):羟考酮(口服)=1.5~2:1。

阿片类药物在肝肾功能不全患者中的用药策略

阿片类药物在肝功能不全患者中的用药策略

大多数阿片类药物在体内经肝脏代谢,经肾脏排出,当患者肝功能不全时,会导致镇痛药物在体内的蓄积,增加 ADR 的发生率。

常用阿片类药物在肝功能不全患者中的用药策略,见表 2-23。

表 2-23　常用阿片类药物在肝功能不全患者中的用药策略

药物	用药策略		
	轻度肝功能不全 Child-Pugh 5~6 分	中度肝功能不全 Child-Pugh 7~9 分	重度肝功能不全 Child-Pugh 10~15 分
吗啡	原剂量	给药间隔延长 2 倍	慎用
羟考酮	原剂量	减量至 50%~67%	慎用
丁丙诺啡	原剂量	减量至 50%	慎用
氢吗啡酮	原剂量	减量至 25%~50%	慎用
芬太尼	原剂量		
曲马多	给药间隔适当延长,严密监测肝功能		
地佐辛	减量使用		
布托啡诺	初始剂量减半,给药间隔应延长 6~8 小时,随后剂量按患者反应调整		
可待因	禁用		

阿片类药物在肾功能不全患者中的用药策略

肾功能不全患者使用阿片类药物时,会出现阿片类药物及活性代谢产物的蓄积,导致 ADR 发生率上升。一般根据估算患者 eGFR 的情况进行药物选择与剂量调整。

常用阿片类药物在肾功能不全患者中的用药策略,见表 2-24。

表 2-24 常用阿片类药物在肾功能不全患者中的用药策略

药物	用药策略		
	eGFR>50ml/ (min·1.73m²)	eGFR 10~50ml/ (min·1.73m²)	eGFR<10ml/ (min·1.73m²)
吗啡	原剂量	减量至 50%~70%	减量至 25%~50%
羟考酮	原剂量	减量至 50%	禁用
氢吗啡酮	原剂量	减量至 25%~50%	慎用
芬太尼	原剂量	减量至 50%~100%	减量至 50%
曲马多	原剂量	用药间隔适当延长,严密监测肾功能	
地佐辛	原剂量	减量使用	
布托啡诺	原剂量	初始剂量减半,给药间隔延长 6~8 小时,随后剂量按患者反应调整	
丁丙诺啡	原剂量	无须调整	
可待因	原剂量	禁用	

注:采用 eGFR 评估患者肾功能;对于透析患者,可首选芬太尼进行疼痛治疗,用药中注意密切监测相关 ADR 与镇痛效果。

常用阿片类药物在透析患者中的用药策略与注意事项,见表 2-25。

表 2-25 常用阿片类药物在透析患者中的用药策略与注意事项

药物	用药策略	注意事项
吗啡	禁用或慎用,同时监测疼痛情况	原药和代谢产物均可被透析膜滤过
可待因	禁用	长期药物累积会诱发严重毒副反应
羟考酮	禁用	尚无临床数据说明羟考酮在透析患者中药代动力学的变化

续表

药物	用药策略	注意事项
芬太尼	较为安全,密切监测下使用	可能被某些透析膜吸附
丁丙诺啡	不作为癌性疼痛患者常规推荐用药,若患者合并芬太尼的药物禁忌证,可用该药替代	排出途径与肾脏无关,透析不影响代谢;但该药为阿片受体部分激动剂,镇痛效果有封顶效应,也可能诱发戒断反应

参考文献

[1] 中华人民共和国国家卫生健康委员会. 癌症疼痛诊疗规范 (2018 年版). 临床肿瘤学杂志, 2018, 23 (10): 937-944.

[2] ROBERT A, JUDITH A, DORALINA L, et al. Adult cancer pain, version 3. 2019, NCCN clinical practice guidelines in oncology. J Natl Compr Canc Netw, 2019, 17 (8): 977-1007.

[3] 中国抗癌协会癌症康复与姑息治疗专业委员会 (CRPC) 难治性癌性疼痛学组. 难治性癌性疼痛专家共识 (2017 年版). 中国肿瘤临床, 2017, 44 (16): 787-793.

[4] TEMEL J S, GREER J A, MUZIKANSKY A, et al. Early palliative care for patients with metastatic non-small-cell lung cancer. N Engl J Med, 2010, 363: 733-742.

[5] GRECO M T, ROBERTO A, CORLI O, et al. Quality of cancer pain management: an update of a systematic review of undertreatment of patients with cancer. J Clin Oncol, 2014, 32: 4149-4154.

[6] MERCADANTE S. Intravenous morphine for management of cancer pain. Lancet Oncol, 2010, 11: 484-489.

[7] BANDIERI E, ROMERO M, RIPAMONTI C I, et al. Randomized trial of low dose morphine versus weak opioids in moderate cancer pain. J Clin Oncol, 2016, 34: 436-442.

[8] CARACENI A, HANKS G, KAASA S, et al. Use of opioid analgesics in the treatment of cancer pain: evidence-based recommendations from the EAPC. Lancet Oncol, 2012, 13: e58-68.

第四节　抗惊厥药

抗惊厥药(anticonvulsant)是神经病理性疼痛的一线治疗药物,一般通过降低神经的兴奋性而发挥镇痛作用,目前临床常用的药物有加巴喷丁、普瑞巴林和卡马西平等。加巴喷丁、普瑞巴林通过调节电压门控钙离子通道,减少兴奋性神经递质的过度释放发挥镇痛作用;卡马西平通过调节电压门控钠离子通道开放的数量和频率、抑制去甲肾上腺素再摄取、激活内源性下行调控系统发挥镇痛作用。

加巴喷丁

【药理作用】

加巴喷丁是 γ- 氨基丁酸(γ-aminobutyric acid,GABA)的衍生物,可与电压门控钙离子通道的 α2-δ 亚基结合,减少兴奋性神经递质的过度释放,抑制痛觉过敏和中枢敏化。

【药物特点】

加巴喷丁是神经病理性疼痛的一线治疗药物,目前只有口服制剂,通常胃肠道吸收后 3 小时可达血药浓度峰值,1~2 天达稳态血药浓度;呈非线性药代动力学特点,生物利用度随剂量升高而降低,个体间变异为 20%~30%,疗效存在封顶效应。

由于加巴喷丁的特殊药代动力学特点,在首次用药时,需要逐渐增加剂量。一般加量方案为用药前 3 天,每天加量 300mg,从用药第 4 天起,维持剂量 1~2 周后根据疼痛缓解情况逐渐调整剂量。

加巴喷丁在肾功能正常患者中的剂量调整策略,见表 2-26。

表 2-26 加巴喷丁在肾功能正常患者中的剂量调整策略

适用人群	剂量调整方案
成人及 12 岁以上青少年	■ 第一天:加巴喷丁 300mg,q.n. ■ 第二天:加巴喷丁 300mg,b.i.d.(中、晚) ■ 第三天:加巴喷丁 300mg,t.i.d.(早、中、晚) ■ 后续治疗:根据疼痛缓解程度及患者耐受性增加剂量,一般加量梯度为 0.3g/ 次,最大日剂量为 3 600mg
3~12 岁儿童	■ 初始剂量:10~15mg/(kg·d),t.i.d., 约 3 天起效 ■ ≥ 5 岁患儿: 有效剂量为 25~35mg/(kg·d),t.i.d. ■ 3~4 岁患儿: 有效剂量为 40mg/(kg·d)〔必要时 50mg/(kg·d)〕,t.i.d.

注:第一天用药可以在睡前服用,可避免头晕、嗜睡等 ADR 的影响;两次服药之间的间隔时间最长不超过 12 小时。

疼痛缓解后突然停药可能导致疼痛加剧,所以需要继续维持治疗 2~4 周,然后逐渐减量,减量周期至少 1 周。

例如,某神经病理性疼痛患者需要使用加巴喷丁进行治疗,该患者肾功能正常,根据表 2-23 的剂量调整方案,前 3 天逐渐增加剂量至 300mg,t.i.d.,维持该剂量治疗 1 周后,VAS 评分为 4,偶尔影响睡眠,可增加剂量至 600mg,t.i.d.,若加量后出现不可耐受的 ADR,可换用普瑞巴林。

加巴喷丁主要以原型随尿液排出,其排出率与肌酐清除率(creatinine clearance rate,Ccr)成正比,所以对于肾功能不全患者和透析患者需要调整剂量。

加巴喷丁在肾功能不全患者中剂量调整策略,见表 2-27。

表2-27　加巴喷丁在肾功能不全患者中剂量调整策略

肌酐清除率（Ccr）/ （ml/min）	每日用药总量/ （mg/d）	剂量方案
>60	1 200	400mg, t.i.d.
30~60	600	300mg, b.i.d.
15~30	300	300mg, q.d.
<15	150	300mg, q.o.d.*
血液透析	—	200~300mg#

注：*q.o.d. 隔日给药；# 未接受过加巴喷丁治疗的患者的初始剂量为300~400mg，然后每透析 4 小时给予加巴喷丁 200~300mg。

【药学监护】

- 用药过程中注意监测嗜睡、眩晕、运动失调、疲劳、眼球震颤、头痛、震颤、复视、鼻炎及恶心、呕吐等常见 ADR，一般继续用药后，以上 ADR 可减轻。

- 若出现过敏反应或血管神经性水肿的体征或症状，应停药并立即对症处理。

- 若出现胰腺炎的临床症状，如持续性腹痛、恶心、反复呕吐，应立即停药，并进行确诊检查。

- 可增加自杀意念或行为的发生风险，用药期间应监测抑郁、自杀意念或行为、情绪或行为异常的发生或恶化。

- 抗酸药会降低加巴喷丁的生物利用度，应在服用抗酸药 2 小时后服用。

- 与吗啡合用时血药浓度增加，应观察是否出现如嗜睡、镇静及呼吸抑制等 ADR，根据情况进行剂量调整。

- 若出现药物过量可经血液透析清除。

普瑞巴林

【药理作用】

普瑞巴林为 γ- 氨基丁酸类似物,结构和作用与加巴喷丁相似,是第二代电压门控钙离子通道调节剂,增强了与 α2-δ 亚基的亲和力。

【药物特点】

普瑞巴林也是治疗神经病理性疼痛的一线药物,口服呈线性药代动力学特征,起效比加巴喷丁快,剂量滴定较加巴喷丁简单,有封顶效应。普瑞巴林应遵循"夜间起始、逐渐加量和缓慢减量"的用药原则,每日剂量为 150~600mg,根据疼痛情况调整用药剂量,剂量调整周期一般为 5~7 天。如需停用普瑞巴林,应至少用 1 周时间逐渐减量至停药。

普瑞巴林在肾功能正常患者中的剂量调整策略,见表 2-28。

表 2-28　普瑞巴林在肾功能正常患者中的剂量调整策略

用药情况	给药剂量
起始剂量	75mg,b.i.d. 或 50mg,t.i.d.,可在 1 周内增加至 150mg,b.i.d.
剂量调整	普瑞巴林 300mg/d,2~4 周后疼痛未得到充分缓解的患者,可增至 300mg,b.i.d./200mg,t.i.d.,最大日剂量为 600mg

普瑞巴林较少在肝脏代谢,90%~99% 以原型经肾排出,肾功能不全的患者应减量。肝功能不全患者无须调整普瑞巴林剂量,肾功能不全患者需要根据肌酐清除率制定给药方案。对正在接受血液透析治疗的患者,应根据患者的肾功能来调整普瑞巴林的日剂量。除调整日剂量外,每 4 小时血液透析治疗后,应立即给予一次补充剂量的普瑞巴林。

普瑞巴林在肾功能不全患者中的剂量调整策略,见表2-29。

表 2-29 普瑞巴林在肾功能不全患者中的剂量调整策略

肌酐清除率(Ccr)/(ml/min)	普瑞巴林给药方案
≥ 60	起始 150mg/d,b.i.d. 或 t.i.d.,最大日剂量 600mg
30~60	起始 75mg/d,b.i.d. 或 t.i.d.,最大日剂量 300mg
15~30	起始 25~50mg,b.i.d. 或 t.i.d.,最大日剂量 150mg
<15	起始 25mg,q.d.,最大日剂量 75mg
每 4 小时血液透析后的补充剂量 *	
按 75mg 每日 1 次服药患者:单次补充剂量 100mg 或 150mg	
按 50~75mg 每日 1 次服药患者:单次补充剂量 75mg 或 100mg	
按 25~50mg 每日 1 次服药患者:单次补充剂量 50mg 或 75mg	
按 25mg 每日 1 次服药患者:单次补充剂量 25mg 或 50mg	

注:* 对 Ccr<15ml/min 需要进行血液透析的患者,每 4 小时血液透析后的补充剂量。

【药学监护】

- 普瑞巴林的 ADR 与加巴喷丁类似,如嗜睡、眩晕、运动失调、疲劳等,大部分在用药一段时间后减轻。
- 普瑞巴林可能导致体重增加,体重增加与给药剂量和用药时间有关,与基线体重指数、性别或年龄无关。
- 一些患者在开始使用或长期使用普瑞巴林后出现血管性水肿,特异性症状包括面、舌、唇、牙龈、颈部及咽喉肿胀。有血管性水肿导致呼吸系统损伤危及生命需紧急处理的个案报告,因此,患者如果出现这些症状应立即停药,既往发生过血管性水肿的患者使用普瑞巴林时应注意相关症状。同时服用其他引起血管性水肿的药物时,如血管紧张素转换酶抑制药,血管性水肿的发生风险可能增加。外周水肿与提示肝肾功能减退的实验室检查变化无关,因此无论患者肝肾功能正常与否都应加强此类 ADR 的监测。

- 根据纽约心脏病学会（New York Heart Association, NYHA）心功能分级标准,评级为Ⅲ级或Ⅳ级的充血性心力衰竭患者应谨慎使用普瑞巴林。
- 若患者用药后出现超敏反应,包括皮肤发红、水疱、荨麻疹、皮疹、呼吸困难及喘息时,应立即停药。
- 年龄小于 12 岁的儿童和青少年(12~17 岁)不推荐使用普瑞巴林。

卡马西平

【药理作用】

卡马西平通过抑制电压门控钠离子通道,增强中枢去甲肾上腺素能神经的活性,发挥抗惊厥、抗神经病理性疼痛的作用。

【药物特点】

卡马西平是三叉神经痛的首选治疗药物。

卡马西平为 CYP3A4 强效诱导剂,可降低通过 CYP3A4 代谢药物的血药浓度,同时要注意肝药酶诱导剂(如利福平、苯妥英、苯巴比妥等)和抑制剂(如西咪替丁、葡萄柚等)对卡马西平血药浓度的影响。

【药学监护】

使用卡马西平时需要进行多项药学监护。卡马西平安全有效的血药浓度范围在 4~12μg/ml,对于合并以下情况的患者,用药期间应进行血药浓度监测:妊娠期、儿童及青少年,怀疑合并用药引起的中毒,曾对其他药物出现过血液系统 ADR 或曾因严重 ADR 中断过卡马西平治疗等情况。用药前应停用 MAOI 至少 14 天。

卡马西平药学监护策略,见表 2-30。

表 2-30 卡马西平药学监护策略

项目	监护方法	处理方案
血液系统	▪用药前测定全血细胞计数作为参考基线;在服药的第 1 个月,每周进行血液学检查;此后 5 个月之内每个月检查 1 次,之后每年检查 2~4 次	▪若监测结果提示白细胞计数低于 3×10^9/L 或中性粒细胞计数低于 1×10^9/L,应持续监测全血细胞计数,若出现明显的骨髓抑制,应立刻停药
皮肤反应	▪推荐亚裔患者用药前筛查是否携带 HLA-B*1502 等位基因 ▪已经开始用药患者持续监护是否出现皮疹等皮肤反应 ▪轻度的皮肤反应,如孤立的斑点或斑丘疹,大多为一过性的,通常可在数天或数周之内消失,也可在持续的治疗过程中或减低剂量时消失	▪避免对发现携带 HLA-B*1502 等位基因患者使用卡马西平 ▪用药期间若有严重的皮肤反应症状或体征,如:Stevens-Johnson 综合征/中毒性表皮坏死松解症,应立刻停药并考虑采用其他种类镇痛药物治疗 ▪由于无法区分较严重皮肤反应的早期症状与轻度一过性反应,服药过程中应密切观察,一旦皮肤反应加重,立即停药
肝功能	▪用药前检查肝功能 ▪服药期间应每 3~6 个月检查肝功能,对有肝病史者和老年患者可每月监测	▪有肝性卟啉病史患者应避免使用卡马西平 ▪服药期间若发生肝功能损害加剧或活动性肝病,立刻停药
内分泌系统	▪卡马西平可能使同时口服激素类避孕药的妇女发生突破性出血,可能会影响口服激素类避孕药的可靠性,导致避孕失败	▪建议育龄妇女在用药期间采用其他的避孕方式

续表

项目	监护方法	处理方案
其他	■ 可能引起糖尿病患者尿糖增加,应注意调整降糖药物剂量 ■ 可引起眩晕、嗜睡,影响患者的反应能力,特别是服药初期或剂量调整期,应告知患者相关风险	

　　疼痛治疗中常用抗惊厥药特点比较,见表 2-31。

　　加巴喷丁、普瑞巴林和卡马西平在特殊人群中的用药方案参考附录 2 中附表 2-9、附表 2-10 和附表 2-11。

表 2-31　疼痛治疗中常用抗惊厥药特点比较

项目	加巴喷丁	普瑞巴林	卡马西平
给药途径	p.o.	p.o.	p.o.
生物利用度 /%	50~60	≥ 90	100
表观分布容积 /(L/kg)	0.8	0.5	0.8~1.8
蛋白结合率 /%	<3	0	70~80
血药浓度达峰时间 /h	1~3	1.5	4~5
消除半衰期 /h	5~7	6	18~54
代谢与排出	肾脏原型排出	肾脏原型排出	经 CYP3A4 代谢
妊娠期安全性分级	C	C	D
哺乳期安全性分级	L2	L3	L2

<h2 align="center">参考文献</h2>

[1] 黄宇光,徐建国.神经病理性疼痛临床诊疗学.北京:人民卫生出版社,2010.

［2］ATTAL N, CRUCCU G, BARON R, et al. EFNS guidelines on pharmacological treatment of neuropathic pain: 2010 version：treatment of neuropathic pain. Eur J Neurol, 2010, 17 (9): 1113-e88.

［3］神经病理性疼痛诊疗专家组 . 神经病理性疼痛诊疗专家共识 . 中国疼痛医学杂志 , 2013, 19 (12): 705-710.

［4］BOCKBRADER H N, WESCHE D, MILLER R, et al. A comparison of the pharmacokinetics and pharmacodynamics of pregabalin and gabapentin. Clin Pharmacokinet, 2010, 49 (10): 661-669.

［5］PRUSKOWSKI J, ARNOLD R M. A comparison of pregabalin and gabapentin in palliative care. J Palliat Med, 2015, 18 (4): 386-387.

［6］GUAY D R. Pregabalin in neuropathic pain: a more pharmaceutically elegant gabapentin. Am J Geriatr Pharmacother, 2005, 3 (4): 274-287.

［7］BOCKBRADER H N, RADULOVIC L L, POSVAR E L, et al. Clinical pharmacokinetics of pregabalin in healthy volunteers. J Clin Pharmacol, 2010, 50 (8): 941-950.

［8］带状疱疹后神经痛诊疗中国共识专家组 . 带状疱疹后神经痛诊疗中国专家共识 . 中国疼痛医学杂志 , 2016, 22 (3): 161-167.

第五节　抗抑郁药

抗抑郁药中的三环类抗抑郁药（tricyclic antidepressant, TCA）、5- 羟色胺及去甲肾上腺素再摄取抑制药（serotonin and norepinephrine reuptake inhibitor, SNRI）是疼痛治疗中的常用药物，常与其他种类的镇痛药物合用，其镇痛剂量低于抗抑郁剂量。

三环类抗抑郁药

阿米替林

【药理作用】

阿米替林通过阻断突触前膜去甲肾上腺素（norepine-phrine, NE）和 5-HT 的再摄取，阻断电压门控钠离子通道和 α

肾上腺素受体,调节疼痛传导下行调控系统,发挥镇痛作用。

【药物特点】

阿米替林是三环类抗抑郁药中最常用于神经病理性疼痛治疗的药物,其镇痛剂量小于抗抑郁剂量。

阿米替林经肝脏 CYP2C19、CYP1A2 和 CYP2D6 代谢,主要代谢产物为去甲替林,去甲替林仍有抗抑郁和镇痛活性。阿米替林排出较慢,停药 3 周仍可在尿中检出。

【药学监护】

阿米替林起效较慢,首剂应睡前服用,每次 12.5~25mg,根据患者反应可逐渐增加剂量,每 3~7 天在原基础上增加 10~25mg,最大日剂量 150mg。6 岁以下儿童禁用。年龄 ≥ 65 岁的老年患者用药剂量应 ≤ 75mg/d,剂量 >100mg/d 时突发心源性猝死的风险增加。

使用时应注意监测其心脏毒性,表现为窦性心动过速、直立性低血压、心室异位搏动增加、心肌缺血甚至心源性猝死,每日监测心率、血压,用药半个月及 3 个月复查心电图。有缺血性心脏病或心源性猝死风险的患者应避免使用。用药期间不宜驾驶车辆、操作机械或高空作业。

5- 羟色胺及去甲肾上腺素再摄取抑制药

SNRI 通过选择性抑制 5-HT、NE 再摄取,提高两者在突触间隙的浓度,在疼痛传导通路中的下行调控系统中发挥作用。常用于疼痛治疗的 SNRI 为文拉法辛与度洛西汀。

文拉法辛

【药理作用】

文拉法辛通过抑制 5-HT、NE 再摄取,减少疼痛导致的神经冲动在下行传导通路中的传导,从而发挥镇痛作用。

【药物特点】

文拉法辛起效较快,耐受性较好,与其他药物相互作用少。

【药学监护】

文拉法辛日剂量超过 225mg 时可能诱发癫痫。

文拉法辛主要 ADR 有恶心、嗜睡、发汗、眩晕、性功能障碍等，多在治疗初期出现，随着治疗的进行会逐渐减轻；应避免与 MAOI 合用；突然停药可能有停药综合征，如失眠、焦虑、恶心等，如果使用文拉法辛时间超过 6 周，建议逐渐减量，从开始减量至完全停药的时长至少 2 周。

度洛西汀

【药理作用】

度洛西汀的镇痛机制目前尚不明确，可能是通过抑制脑干内下行调控系统内的 5-HT 和 NE 的再摄取，减少疼痛导致的神经冲动往下行传导通路中的传导而发挥作用。

【药物特点】

度洛西汀对持续性疼痛和病理性疼痛均有良好的疗效，而且对神经系统功能影响较小。

【药学监护】

经控制的闭角型青光眼、癫痫、躁狂、有自杀倾向的抑郁症患者及肾功能不全的患者应慎用度洛西汀。度洛西汀不可与 5-HT 能药物如氟西汀或 MAOI 合用。如果出现血压升高，应每日监测血压，并根据血压情况使用降压药物。停药时应逐渐减量，突然停药可能会出现停药综合征。

疼痛治疗常用的抗抑郁药特点比较，见 2-32。

表 2-32　疼痛治疗常用的抗抑郁药特点比较

项目	阿米替林	文拉法辛	度洛西汀
给药途径	p.o.	p.o.	p.o.
生物利用度 /%	100	92	100
表观分布容积	6~10L/kg	原型：7.5L/kg ODV：5.7L/kg	1 640L

续表

项目	阿米替林	文拉法辛	度洛西汀
蛋白结合率 /%	82~96	原型:27,ODV:30	大于 90
代谢	肝代谢为去甲替林	主要代谢产物为ODV,通过 CYP2D6代谢	主要经肝 CYP2D6和 CYP1A2 代谢
消除半衰期 /h	31~46	原型:5,ODV:11	12
排泄	尿	尿(87%)	尿(70%),粪便(20%)
肝功能不全	慎用	轻至中度肝功能不全减量 50%	慢性肝炎或肝硬化避免使用
肾功能不全	无须调整剂量	轻至中度肾功能不全减量 25%~50%	重度肾功能不全避免使用
妊娠期安全性分级	C	C	C
哺乳期安全性分级	L2	L2	L3

注:ODV,O-desmethylvenlafaxine,O- 去甲基文拉法辛。

参考文献

［1］神经病理性疼痛诊疗专家组 . 神经病理性疼痛诊疗专家共识 . 中国疼痛医学杂志 , 2013, 19 (12): 705-710.

［2］MOULIN D, BOULANGER A, CLARK A J, et al. Pharmacological management of chronic neuropathic pain: revised consensus statement from the Canadian Pain Society. Pain Res Manag, 2014, 19 (6): 328-335.

［3］带状疱疹后神经痛诊疗中国共识专家组 . 带状疱疹后神经痛诊疗中国专家共识 . 中国疼痛医学杂志 , 2016, 22 (3): 161-167.

［4］FINNERUP N B, ATTAL N, HAROUTOUNIAN S, et al. Pharmacotherapy for neuropathic pain in adults: a systematic review and meta-analysis. Lancet Neurol, 2015, 14 (2): 162-173.

[5] RAY W A, MEREDITH S, THAPA P B, et al. Cyclic antidepressants and the risk of sudden cardiac death. Clin Pharmacol Ther, 2004, 5 (3): 234-241.

第六节　其他辅助镇痛药物

局部麻醉药

局部麻醉药简称局麻药（local anaesthetic），是一类以适当的浓度局部应用于神经末梢或神经干周围后可暂时、可逆和完全地阻断神经冲动的产生和传导的药物。

利多卡因

【药理作用】

利多卡因是酰胺类局麻药，通过阻断钠离子流入神经纤维细胞膜内，对沿神经纤维的冲动传导产生可逆性的阻滞，从而发挥局麻作用。

【药物特点】

利多卡因静脉给药对中枢神经系统有明显的兴奋和抑制双相作用，剂量较低时，出现嗜睡、镇痛和提高痛阈的作用；随着剂量加大，作用或毒性增强，当血药浓度超过 5mg/ml 可引发惊厥。

利多卡因用于镇痛治疗时以局部给药为主，多用于局部麻醉、神经阻滞等，局部贴剂或乳膏剂可作为神经病理性疼痛的辅助治疗。

利多卡因的局麻效能与持续时间均较普鲁卡因强，但 ADR 发生率较高。利多卡因在肝内代谢为单乙基甘氨酰胺二甲苯，该代谢产物仍具有局麻作用，再经酰胺酶进一步降解后随尿液排出。

【药学监护】

利多卡因在使用时需要监测其相关的局部 ADR 与全身

ADR。局部 ADR 是由于利多卡因的局部浓度过高,与神经接触的时间过长,或溶液 pH 过低(酸性强)诱发的组织毒性、神经毒性和细胞毒性反应;全身性 ADR 主要为毒性反应和类过敏反应,尤以前者更为多见。毒性反应主要表现为中枢神经及循环系统的变化,如惊厥、神志模糊或昏迷、呼吸抑制或停止、低血压、循环衰竭甚至心脏停搏;类过敏反应指患者在使用局麻药后出现皮肤黏膜水肿、荨麻疹、哮喘、低血压或休克等症状。

利多卡因贴剂或乳膏剂可诱发用药部位瘙痒、烧灼感、丘疹、水肿和皮炎,若患者不能耐受则需停用,同时应避免用于破损的皮肤上。

局麻药的毒性反应防治策略,见表 2-33。

布比卡因

【药理作用】

布比卡因是酰胺类长效局麻药,通过阻断钠离子流入神经纤维细胞膜内,对沿神经纤维的冲动传导产生可逆性的阻滞,从而发挥局麻作用。

【药物特点】

布比卡因的麻醉作用时间比利多卡因长 2~3 倍,弥散度与盐酸利多卡因相仿。布比卡因对循环和呼吸系统的影响较小,对组织无刺激性,常用量对心血管系统功能无影响,用量较大时可致血压下降、心率减慢。对 β 受体有明显的阻断作用,无明显的快速耐受性。母体的血药浓度为胎儿血药浓度的 4 倍。

仅有注射剂型,常用于局部浸润麻醉、外周神经阻滞和椎管内阻滞。

【药学监护】

布比卡因在使用中应重点监测其心脏毒性,心脏毒性症状出现较早,循环衰竭与惊厥易同时发生,心脏停搏后复苏困难。

局麻药的毒性反应防治策略,见表 2-33。

表 2-33　局麻药的毒性反应防治策略

防治策略

预防原则
- 使用剂量不超过说明书中的推荐剂量
- 局麻药中加入血管收缩药,延缓吸收
- 注射药品时注意回抽,避免血管内意外给药
- 局麻前给予适量的神经安定药,提高中枢神经系统发生毒性反应的阈值
- 麻醉前尽量纠正患者的病理状态

治疗原则
- 立即停药,予以吸氧,对呼吸抑制者行人工呼吸
- 血压下降时给予升压药:多巴胺或麻黄碱静脉注射 5~10mg
- 心率缓慢者静脉注射阿托品 0.5mg
- 肌肉抽搐或惊厥者,静脉注射地西泮 5~10mg 或硫喷妥钠 50~100mg,频繁抽搐难以用上述药物控制时,可给予肌肉松弛药同时行人工呼吸

注:血管收缩药包括去氧肾上腺素或去甲肾上腺素,常用去甲肾上腺素。肌肉松弛药包括琥珀胆碱等,需在呼吸支持下给药。

罗哌卡因

【药理作用】

罗哌卡因是第一个纯左旋体长效酰胺类局麻药,同其他局麻药一样,通过阻断钠离子流入神经纤维细胞膜内,对沿神经纤维的冲动传导产生可逆性的阻滞。

【药物特点】

罗哌卡因经肝脏代谢;有麻醉和镇痛双重效应,大剂量可用于外科麻醉,小剂量时则产生感觉阻滞,对运动神经的影响小;加用肾上腺素不改变罗哌卡因的阻滞强度和持续时间。

【药学监护】

严重肝病患者,罗哌卡因的排出延迟,需减少给药剂量;通

常情况下,肾功能不全患者如用单一剂量或短期治疗无须调整用药剂量;慢性肾功能不全伴有酸中毒及低蛋白血症的患者发生全身性中毒的可能性增大,应谨慎使用。

对驾驶和机械操作者的影响:即使没有明显的中枢神经系统毒性,局麻药也可轻微地影响精神状态和共济协调,暂时损害运动的灵活性,这些作用与剂量相关。

常用局麻药特点比较,见表 2-34。

表 2-34 常用局麻药特点比较

药物	起效时间 / min	镇痛持续时间 /h	常用浓度 /%	最大剂量 / (mg/kg)
利多卡因	10~20	3~8	2	4.5
罗哌卡因	15~30	5~16	0.2	3
	15~30	5~24	0.5	3
布比卡因	15~30	5~26	0.25	2.5
	15~30	6~30	0.5	2.5

注:镇痛持续时间因注射部位而异,表中给出的是镇痛持续时间的一般范围;最大剂量为正常成人的剂量范围,即组织浸润、神经阻滞或硬膜外注射的剂量范围。表中局麻药浓度为配制后终浓度。

糖皮质激素

糖皮质激素(glucocorticoid,GC)具有抗炎、抗休克及免疫抑制作用,临床应用极其广泛,在多种疼痛治疗中发挥重要作用,包括癌性疼痛、带状疱疹后神经痛、类风湿关节炎等。

【药理作用】

GC 在慢性疼痛治疗中主要起抗炎和镇痛两方面的作用。GC 通过稳定白细胞溶酶体膜防止白细胞释放有害的酸性水解酶；抑制巨噬细胞、中性粒细胞及单核细胞向炎性部位趋化聚集和移至血管外，减轻组织炎性反应；减少补体合成，抑制肥大细胞脱颗粒，减少组胺及激肽释放；抑制磷脂酶 A 的活性，减少前列腺素、白三烯、血小板活化因子的合成释放等多条通路发挥抗炎镇痛的作用。

【药物特点】

常用糖皮质激素比较，见表 2-35。

表 2-35 常用糖皮质激素比较

类别	药物	等效剂量 /mg	抗炎强度（比值）	水盐代谢（比值）	半衰期 /min	作用持续时间 /h
短效	可的松	25	0.8	0.8	90	8~12
	氢化可的松	20	1.0	1.0	90	8~12
中效	泼尼松	5	4	0.6	>200	12~36
	泼尼松龙	5	4	0.6	>200	12~36
	甲泼尼龙	4	5	0.5	>200	12~36
	曲安奈德	4	5	0	>200	12~36
长效	地塞米松	0.75	30	0	>300	36~54
	倍他米松	0.6	35	0	>300	36~54

注：等效剂量以氢化可的松作为等效剂量的标准，可作为不同 GC 换算的依据；水盐代谢指对应 GC 对人体水盐代谢平衡的影响大小，水盐代谢比值越高，越容易引起水钠潴留。

【药学监护】

GC 一般不作为镇痛治疗的首选药物，仅在一些特殊情况下作为辅助镇痛药物。使用 GC 镇痛时应严格把握适应证与用药时长，及时调整 GC 的用药方案。

GC 在疼痛治疗中的药学监护可分为用药期间的药学监护

和停药物时的 ADR 监测。在用药期间应尽量使用最低有效剂量,根据疾病缓解情况及时停药;长期使用 GC 的患者停药时应缓慢停药。

GC 在治疗疼痛时常用的给药途径分为全身给药及局部给药。GC 局部注射治疗慢性疾病,如关节周围、肌腱和韧带周围、软组织激痛点、关节腔内、神经周围、硬膜外腔等。根据疼痛部位和疼痛性质选用不同的给药方式和不同的药物剂型能发挥更好的镇痛效应并减轻全身不良反应。

糖皮质激素局部注射的用药策略,见表 2-36。

表 2-36 糖皮质激素局部注射的用药策略

注射部位	配伍	稀释后总体积 /ml	疗程
皮下	0.5% 利多卡因或 0.15% 罗哌卡因 + 地塞米松 1~2mg	1~5	每 2~4 周 1 次,共 2~4 次
肌肉起止点及滑囊	0.5% 利多卡因或 0.15% 罗哌卡因 + 地塞米松 1~2mg	1~5	每 2~4 周 1 次,共 2~4 次
关节腔	1% 利多卡因或 0.15% 罗哌卡因 + 曲安奈德 10~40mg	0.5~10	每 3 个月不超过 1 次,两次注射需间隔 3~4 个月
颈胸段硬膜外腔及选择性颈、胸神经根	1% 利多卡因或 0.15% 罗哌卡因 + 甲泼尼龙 40~80mg 或地塞米松 5~10mg	2~4	每 2~4 周 1 次,不超过 3 次
腰段硬膜外腔及选择性腰神经根	1% 利多卡因或 0.2% 罗哌卡因 + 曲安奈德 10~40mg	2~10	每 2~4 周 1 次,不超过 3 次

注射部位	配伍	稀释后总体积 /ml	疗程
骶管	0.5% 利多卡因或 0.1% 罗哌卡因 + 复方倍他米松 1ml 或曲安奈德 10~40mg 或甲泼尼龙 40~80mg	10~20	每 2~4 周 1 次,不超过 3 次

注:表中列出的 GC 可替换为等效的其他同类药物,替换时应遵循的原则是,如未在影像监测下行颈段、胸段硬膜外腔及神经根阻滞,不推荐使用 GC 混悬制剂;使用生理盐水稀释药物,不推荐使用除生理盐水、局麻药和 GC 以外的其他药物进行配伍;硬膜外腔、选择性神经根阻滞治疗中,中长效 GC 6 个月内使用不超过 3 次、短效不超过 5 次;关节腔内 GC 注射治疗 3 个月 1 次,最长可连续 48 个月。表中局麻药浓度为配制后终浓度。

参考文献

［1］中华医学会风湿病学分会 . 骨关节炎诊断及治疗指南 . 中华风湿病学杂志 , 2010, 14 (6): 416-419.

［2］中华医学会风湿病学分会 . 类风湿关节炎诊断及治疗指南 . 中华风湿病学杂志 , 2010, 14 (4): 265-270.

［3］卫生部 . 糖皮质激素临床应用指导原则 . 中华内分泌代谢杂志 , 2012, 28 (2): 38-45.

［4］于生元 , 万有 , 万琪 , 等 . 带状疱疹后神经痛诊疗中国专家共识 . 中国疼痛医学杂志 , 2016, 22 (3): 161-167.

［5］中华医学会麻醉学分会 . 糖皮质激素在慢性疼痛治疗中应用的专家共识 . 临床麻醉学杂志 , 2009, 25 (3): 192-193.

［6］马柯 . 糖皮质激素在疼痛微创介入治疗中的应用——中国专家共识 . 中国疼痛医学杂志 , 2017, 23 (6): 401-404.

［7］中华医学会运动医学分会 . 外用非甾体抗炎药治疗肌肉骨骼系统疼痛的中国专家共识 . 中国医学前沿杂志 , 2016, 8 (7): 24-27.

［8］BINDER A, BRUXELLE J, ROGERS P, et al. Topical 5% lidocaine (lignocaine) medicated plaster treatment for post-herpetic neuralgia: results of adouble-blind, placebo-controlled, multinational efficacy and safety trial. Clin Drug Investig, 2009, 29 (6): 393-408.

［9］LIKAR R, KAGER I, OBMANN M, et al. P Treatment of localized neuropathic pain after disk herniation with 5% lidocaine medicated plaster. Int J Gen Med, 2012, 5: 689-692.

［10］GUSTORFF B, HAUER D, THALER J, et al. Antihyperalgesic efficacy of 5% lidocaine medicated plaster in capsaicin and sunburn pain models-two randomized, double-blinded, placebo-controlledcrossover trials in healthy volunteers. Expert Opin Pharmacother, 2011, 12 (18): 2781-2790.

第七节　常用镇痛药物使用过量的处理

不同种类的镇痛药物过量引起的症状不同,处理要点也各不相同,本节重点介绍对乙酰氨基酚、NSAID 与阿片类药物过量的处理要点。

对乙酰氨基酚使用过量的处理

对乙酰氨基酚使用过量可能导致肝功能异常,与大多数其他病因所致肝功能异常不同,对乙酰氨基酚引起的肝损伤起病急、进展迅速,特征为血浆氨基转移酶(GOT 和 GPT)显著升高,通常 >3 000U/L,伴凝血酶原时间(PT)或国际标准化比值(INR)升高。在长期酒精摄入使血液酒精浓度 ≥ 250mg/dl 的患者中,对乙酰氨基酚慢性中毒主要表现为 GOT 和 GPT 显著升高,伴有低血容量、黄疸、凝血病、低血糖,且 50% 以上的患者可能发生急性肾衰竭。

对乙酰氨基酚中毒的初始临床表现通常较轻且缺乏特异性,无法可靠地预测可能的肝毒性。因此,一旦怀疑药物过量,测定对乙酰氨基酚血药浓度至关重要。对乙酰氨基酚的血药浓度范围为 10~20μg/ml(65~130μmol/L)。

　　应根据 Rumack-Matthew 列线图评估测得的血药浓度,决定是否需要解毒治疗。

　　Rumack-Matthew 列线图,见图 2-3。

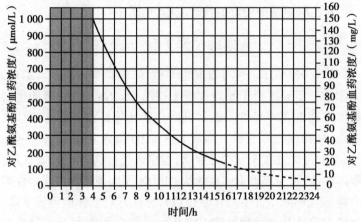

图 2-3　Rumack-Matthew 列线图

注:在急性单次给药 4~24 小时内测定对乙酰氨基酚的血药浓度,并与列线图中的"治疗线"进行比较,超出"治疗线"则判断已达中毒浓度,进而采取相应措施。

　　对乙酰氨基酚血药浓度测定时机,见表 2-37。

表 2-37　对乙酰氨基酚血药浓度测定时机

摄入剂型	测定时机
速释剂	■ 用药时间明确:用药后 4 小时测定对乙酰氨基酚血药浓度;用药时间超过 4 小时,应立即测定对乙酰氨基酚血药浓度
	■ 用药时间不明:立即测定对乙酰氨基酚血药浓度,4 小时后复测;如果最初未检测出浓度而患者存在临床症状,应先开始经验性治疗,并在 4 小时后复测血药浓度
缓释剂	■ 推荐在用药后 4 小时和 8 小时测定对乙酰氨基酚的血药浓度,如果任一浓度高于图 2-3 Rumack-Matthew 列线图中的治疗线,应开始治疗

对乙酰氨基酚中毒的最佳治疗窗是用药后 0~8 小时,推荐的治疗方法有:采取催吐、洗胃和活性炭等方式清除胃内毒物,输注乙酰半胱氨酸等。

对乙酰氨基酚中毒的救治流程,见图 2-4。

NSAID 使用过量的处理

尽管 NSAID 急性过量发生率较高,但很少出现不良结局,大多数不需要医疗干预或仅需支持治疗。NSAID 中毒的症状和体征通常无特异性。最常见的症状和体征包括恶心、呕吐、嗜睡、视物模糊和头晕。当成人 NSAID 摄入量低于 100mg/kg 时,不太可能导致明显中毒症状,当摄入超过约 400mg/kg(以去脂体重计)可引起严重中毒症状,如阴离子间隙增高型代谢性酸中毒(布洛芬、萘普生和保泰松最常见);有效动脉血容量下降、年龄相关性基础肾功能障碍或严重过量的患者,可出现肾衰竭与肾乳头坏死;合用有中枢神经系统 ADR 的药物,如喹诺酮类抗菌药物、苯二氮䓬类药物等时,严重中毒症状的临床表现差异大,常见嗜睡、癫痫发作和昏迷等;慢性荨麻疹或哮喘患者大剂量摄入 NSAID 后,可能引起全身性过敏反应和类过敏反应。

如果患者有症状或摄入大量药物,应该检查肾功能[血尿素氮(BUN)、血清肌酐]、血清电解质和动脉血气。对于出血患者,应测定血红蛋白和血小板计数。NSAID 血药浓度测定对中毒的解救通常没有帮助。

对于 NSAID 过量的患者,尚无特异性的解救药物。应首先保持气道开放、保障呼吸通畅与循环稳定。如果患者在急性摄入 NSAID 后 2 小时内就诊,应用药用活性炭吸附胃肠道中过量的药物。在尝试给予药用活性炭前,应评估所有患者的误吸风险。

如果患者摄入药物的剂量尚未导致明显症状,且患者无自杀倾向,若所用药物为甲芬那酸或保泰松,则持续观察 24 小时,

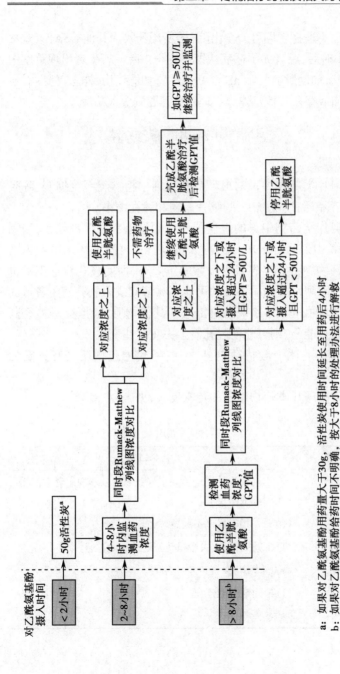

图 2-4 对乙酰氨基酚中毒的救治流程

a: 如果对乙酰氨基酚用药量大于30g，活性炭使用时间延长至用药后4小时，按大于8小时的处理办法进行解救

b: 如果对乙酰氨基酚给药时间不明确，按大于8小时的处理办法进行解救

患者无不适症状即可安全出院；若所用药物为其他 NSAID，观察 4~6 小时后，患者无不适症状即可安全出院。若患者出现重度中毒症状，如动脉血气示 pH<7.3、急性肾功能损伤、神志改变；有自杀倾向或存在其他躯体或心理社会问题则应入院治疗。

阿片类药物使用过量的处理

识别

阿片类药物中毒的典型症状包括中枢神经系统抑制、呼吸频率下降、潮气量减少、肠鸣音减弱和瞳孔缩小。

阿片类药物中毒的最佳预测指标是患者的呼吸频率，当呼吸频率 <12 次 /min 时，结合患者用药史，可高度怀疑患者为阿片类药物中毒。当患者呼吸频率下降时，即使瞳孔检查正常也不能排除阿片类物质中毒的可能。哌替啶或丙氧芬使用者可能表现为瞳孔正常；如果同时摄入了其他物质，如拟交感神经药或抗胆碱能药，则可能使瞳孔看上去正常或变大。

除了上述一般特征以外，一些阿片类药物还具有特定的毒性。

常见阿片类药物中毒的特有反应，见表 2-38。

表 2-38　常见阿片类药物中毒的特有反应

阿片类药物	特有中毒反应
丁丙诺啡 地佐辛	在因阿片受体完全激动剂导致药物依赖的患者中使用，可引起戒断反应
芬太尼	过量使用时可能引起急性遗忘综合征
美沙酮	Q-T 间期延长、尖端扭转型室性心动过速
哌替啶	癫痫发作、5- 羟色胺综合征
羟考酮	Q-T 间期可能延长
曲马多	癫痫发作

处理

患者一旦发生阿片类药物过量,最初的处理重点是保持患者的气道通畅和呼吸支持。

活性炭和胃排空治疗在阿片类药物中毒中没有作用,且阿片类药物分布容积较大,无法通过血液透析清除相当数量的该类药物。

推荐使用短效阿片受体拮抗剂纳洛酮进行治疗,首选静脉途径给药,若无可用的静脉通道,可经鼻、皮下或肌内注射给予纳洛酮。

当患者的呼吸和精神状态恢复正常,并且已经 2~3 小时未接受纳洛酮治疗,则可出院或转至接受精神科评估。

纳洛酮治疗阿片类药物过量的用药策略,见表 2-39。

表 2-39　纳洛酮治疗阿片类药物过量的用药策略

患者情况	用药策略	停药指征
患者可以自主呼吸	▪ 纳洛酮初始剂量 0.04~0.05mg,并且剂量应每几分钟上调 1 次,直到呼吸频率达到每分钟 12 次或以上	▪ 纳洛酮给药的目的不是使患者达到正常意识水平,而是获得充分的通气,恢复呼吸频率 ▪ 纳洛酮用于治疗阿片类药物过量时没有最大剂量限制,当患者未出现阿片类药物戒断反应时可继续增加给药剂量
患者呼吸暂停或呼吸频率非常低或呼吸浅	▪ 纳洛酮初始剂量 0.2~1mg ▪ 在纳洛酮用药之前和用药期间进行气囊面罩通气	▪ 如果给予 5~10mg 之后还没有临床效果,应该重新考虑患者的症状是否由阿片类药物过量引起 ▪ 如果在阿片类物质依赖患者中超剂量使用纳洛酮,后续可能出现戒断反应,此时仅采取期待疗法,即等待和观察并对戒断反应进行对症处理,而不应再次给予阿片类药物
患者心脏停搏	▪ 纳洛酮剂量不少于 2mg	

参考文献

［1］ CHIEW A L, REITH D, POMERLEAU A, et al. New guidelines for the management of paracetamol poisoning in Australia and New Zealand. Med J Aust, 2020, 212 (4): 175-183.

［2］ BUNCHORNTAVAKUL C, REDDY K R. Acetaminophen-related hepatotoxicity. Clin Liver Dis, 2013, 17 (4): 587-607.

［3］ CLARK R, FISHER J E, SKETRIS I S, et al. Population prevalence of high dose paracetamol in dispensed paracetamol/opioid prescription combinations: an observational study. BMC Clin Pharmacol, 2012, 12 (1): 11.

［4］ Drug Safety Update. Medicines and Healthcare products Regulatory Agency. Paracetamol overdose: new guidance on treatment with intravenous acetylcysteine.[2021-03-12]. http://www. mhra. gov. uk/ Safetyinformation/DrugSafetyUpdate/CON185624.

［5］ ROBERTS D W, LEE W M, HINSON J A, et al. An Immunoassay to rapidly measure acetaminophen protein adducts accurately identifies patients with acute liver injury or failure. Clin Gastroenterol Hepatol, 2017, 15 (4): 555-562.

［6］ BARASH J A, GANETSKY M, BOYLE K L, et al. Acute Amnestic syndrome associated with fentanyl overdose. N Engl J Med, 2018, 378: 1157.

第三章

疼痛相关疾病 / 症状的药物治疗

第一节　急性疼痛的药物治疗

急性疼痛是指疼痛持续时间不超过 3 个月的疼痛,常与手术创伤、组织损伤或某些疾病状态有关,包括手术创伤引起的术后疼痛、烧伤疼痛和脏器疾病急性发作相关的疼痛等。

术后疼痛

术后疼痛是手术后即刻发生的急性疼痛,可持续 7 天,其性质为急性伤害感受性疼痛。术后疼痛在初始状态下如果没有被充分控制,不仅影响患者术后康复,还可能发展为慢性疼痛,即持续 3 个月以上的疼痛,其性质也可能转变为神经病理性疼痛或混合性疼痛。因此,良好的术后疼痛控制是加速患者术后康复的前提。

术后疼痛的评估

常用单维度评估方法对术后疼痛进行评估,如 VAS、NRS、VRS、Wong-Baker 面部表情疼痛评分法等评估方法,具体见第一章第二节。

术后疼痛评估的时间与频率,见表 3-1。

一般而言,在进行术后疼痛评估的过程中,需要分别评估患者静息和活动时的疼痛强度。静息疼痛是指患者在清醒、放松状态下的疼痛；活动性疼痛是指患者在肢体舒适展开时的疼痛，如有效咳嗽、深呼吸、轴线翻身、腰背肌、抬臀、膝关节屈伸、直腿抬高和股四头肌等长收缩及踝泵等功能活动时的疼痛。因患者手术影响的功能活动部位不同，需根据手术类型、患者术后康复功能锻炼情况等，确定不同手术类型活动性疼痛评估方法。

表 3-1　术后疼痛的评估时间与频率

术后时间 /h	评估频率
≤ 6	每 2 小时评估 1 次
6~24	每 4 小时评估 1 次
≥ 24	每 12 小时评估 1 次

注：可以根据手术类型、临床情况适当延长评估间隔，术后 72 小时内评估间隔不超过 24 小时。

常见手术活动性疼痛评估方法，见表 3-2。

表 3-2　常见手术活动性疼痛评估方法

手术部位	评估方法
胸部手术	评估"有效咳嗽"时的疼痛强度
腹部手术	评估"有效咳嗽"时的疼痛强度
膝关节置换手术	评估患者做膝关节屈伸时的疼痛强度
桡骨/尺骨骨折	评估患者做握拳动作时的疼痛强度

注：有效咳嗽的评估方法是，用双手固定患者的胸腹部及手术切口，嘱患者深吸气或重复吸气三四次，缩紧胸及腹部，用力进行爆发性咳嗽。

术后疼痛的药物治疗策略

多模式镇痛是目前术后疼痛处理中最常用的镇痛方式，即联合应用不同镇痛技术或作用机制不同的镇痛药物，发挥相加或协同镇痛作用，降低单一用药的剂量和不良反应，提高患者对药物的耐受性，缩短药物起效时间并延长镇痛时间。不同镇痛技术的应用也是多模式镇痛的重要组成部分,如患者自控镇痛（patient controlled analgesia, PCA）、神经阻滞、切口浸润等。

常见手术类型的术后疼痛多模式镇痛方案选择策略,见表 3-3。术后疼痛治疗中不同给药途径的适用范围,见附录 2 中附表 2-12。

表 3-3 术后疼痛多模式镇痛方案选择策略

疼痛程度	手术类型	镇痛方案
轻度疼痛（VAS：0~3）	腹股沟疝修补术、静脉曲张手术、腹腔镜手术等	方案一：口服对乙酰氨基酚＋局麻药刀口浸润
		方案二：口服／静脉 NSAID＋口服对乙酰氨基酚＋局麻药刀口浸润
		方案三：局部神经丛阻滞,增加口服／静脉注射弱阿片类药物或合并小剂量静脉注射强阿片类药物
中度疼痛（VAS：4~6）	髋关节置换术、子宫切除术、颌面手术等	方案一：口服对乙酰氨基酚＋局麻药刀口浸润
		方案二：口服／静脉 NSAID＋口服对乙酰氨基酚＋局麻药刀口浸润
		方案三：外周神经阻滞（单次激发或持续输液）或阿片类药物静脉注射（PCA）
重度疼痛（VAS：7~10）	开胸术、脊柱手术、上腹部手术、主动脉手术、全膝手术、髋关节置换等	方案一：口服对乙酰氨基酚＋局麻药刀口浸润
		方案二：口服／静脉 NSAID＋口服对乙酰氨基酚＋局麻药刀口浸润
		方案三：硬膜外局麻或主要外周神经或神经丛阻滞或阿片类药物静脉注射（PCA）

注：表中同一疼痛强度下推荐的三种镇痛方案推荐级别相同。应结合患者手术类型、患者对疼痛的耐受情况、是否存在药物禁忌等实施个体化镇痛。若一种镇痛方案效果不佳,可换用另外一种镇痛方案。对于表中没有列出的手术类型,可根据患者疼痛评估结果选择药物。若患者的疼痛评估结果与手术类型不符,如腹腔镜手术后出现重度疼痛,则按照患者实际疼痛评估结果采用适宜的镇痛方案。

　　术后疼痛的常用治疗药物有 NSAID、对乙酰氨基酚、阿片类药物等。使用 NSAID 前,应根据本书第二章第二节评估胃肠道和心脑血管事件风险后选择药物。阿片类药物用于术后疼痛治疗时常使用 PCA 进行给药。

　　术后疼痛药物治疗策略,见表 3-4。

表 3-4　术后疼痛药物治疗策略

药物种类	药物	用法用量	最大日剂量
解热镇痛药	对乙酰氨基酚	500~1 000mg/4~6h,p.o.	2 000mg
口服 NSAID	布洛芬	400~600mg,p.o.,b.i.d./t.i.d.	3 600mg
	双氯芬酸	25~50mg,p.o.,b.i.d./t.i.d.	150mg
	美洛昔康	7.5~15mg,p.o.,q.d.	15mg
	氯诺昔康	8mg,p.o.,t.i.d.	24mg
	塞来昔布	100~200mg,p.o.q.d./b.i.d.	400mg
	依托考昔	30~120mg,p.o.,q.d.	120mg
注射 NSAID	氟比洛芬酯	50mg,i.v.,t.i.d./q.i.d.	200mg
	酮咯酸	首剂量 30mg,i.v./i.m.,以后 15~30mg/6h,i.v./i.m.	120mg
	帕瑞昔布	首剂量 40mg,i.v./i.m.,以后 20~40mg/6~12h	80mg
	氯诺昔康	8mg,i.v.,b.i.d./t.i.d.	24mg
中枢性镇痛药	曲马多	手术结束前 30 分钟静脉注射 2~3mg/kg,PCA 每 24 小时剂量 300~400mg,冲击剂量 20~30mg,锁定时间 5~6 分钟	400mg
阿片类药物	吗啡、芬太尼等	采用 PCA 给药	

预防性镇痛

在伤害性刺激发生前给予镇痛治疗的预防性镇痛理念已被广泛应用,美国《术后疼痛管理指南》指出:术前开始使用选择性 COX-2 抑制剂、加巴喷丁或普瑞巴林能够减轻疼痛,减少术后阿片类药物的用量,但是预防性镇痛的用药时机尚不统一。目前的研究表明,阿片类药物与非选择性 COX 抑制剂进行预防性镇痛时给患者带来的获益不明确,故不推荐这两种药物作为预防性镇痛的药物选择。

患者自控镇痛

PCA 是指医护人员根据患者疼痛程度和耐受情况,预先设置镇痛药物的剂量,患者感觉疼痛时,主动通过微量泵按压按钮向体内注射事先设定的药物剂量进行镇痛的一种疼痛处理方式。PCA 起效较快、无镇痛盲区、血药浓度相对稳定、可通过冲击剂量及时控制爆发痛,并具有用药个体化、患者满意度高等优点,是目前术后镇痛最常用和最理想的方法,适用于术后中到重度疼痛。

PCA 有四个主要参数:负荷剂量、持续剂量／背景剂量、冲击剂量和锁定时间。

PCA 的主要参数及意义,见表 3-5。

表 3-5 PCA 的主要参数及意义

参数	意义	备注
负荷剂量	使镇痛药物快速达有效浓度	通常术后立刻给予,避免术后出现镇痛空白期
持续剂量／背景剂量	保持稳定、持续的镇痛效果	设置适宜的给药速度／剂量
冲击剂量	控制爆发痛	通常剂量为日剂量的 1/15~1/10

续表

参数	意义	备注
锁定时间	为了避免短时间内患者多次按压给药键而导致药物过量	确保相邻两次冲击剂量之间有一定的时间间隔,一般为10~15 分钟,也可设置为 1 小时内的限定药物总量

注:当 PCA 装置中使用两种或两种以上的药物时,首先判断合用药物是否有配伍禁忌,尤其是长时间混合的稳定性。确定无配伍禁忌后根据药物特点设置参数。若 PCA 装置含有聚氯乙烯(polyvinyl chloride,PVC),则禁止输注与 PVC 不相容的镇痛药物。不能使用 PVC 输液管的镇痛药物,见附录 2 中附表 2-13。

　　临床药师通过评估患者是否达到最大镇痛作用,且最小不良反应来评定 PCA 的疗效,包括:静息下 VAS 评分为 0~1 分,镇静评分为 0~1 分,无明显运动阻滞;不良反应轻微或无;PCA 泵的有效按压 / 总按压比值接近 1;无睡眠障碍;患者评价满意度高。PCA 根据不同给药途径可以分为:静脉患者自控镇痛(patient controlled intravenous analgesia,PCIA)、硬膜外患者自控镇痛(patient controlled epidural analgesia,PCEA)和外周神经阻滞患者自控镇痛(patient controlled neuropathic analgesia,PCNA)等。

　　自控镇痛泵是一种医疗器械,属于"一次性使用输注泵",主要包括电驱动和非电驱动两大类。非电驱动的输注泵是由器械自身机械动力驱动,已设定了相应的输注参数,不能自行调整;电驱动的输注泵,可以实现根据临床需求自行设置参数。

　　配置自控镇痛泵时,首先根据患者的疼痛程度、用药疗程、用药剂量等临床需求选择自控镇痛泵类型,若选择非电驱动的输注泵,先根据所用装置的固定参数,计算应用镇痛药物的稀释方案,如患者使用吗啡 PCIA,计划用药时间为 50 小时,背景剂量 1mg/h,所用非电驱动的输注泵背景剂量设置为 2ml/h,则需要药物的总体积为 100ml,用药总量为吗啡注射液 50mg,可使用生理盐水将 50mg 吗啡注射液稀释至 100ml 加入输注泵中。若选用电驱动的输注泵,可以先将药物进行稀释后,自行设定输注泵参数。

PCIA 的常见用药策略,见表 3-6。

表 3-6　PCIA 的常见用药策略

药物种类	药物	负荷剂量	冲击剂量	锁定时间 /min	背景剂量
阿片受体完全激动剂	吗啡	1~3mg	1~2mg	10~15	0~1mg/h
	芬太尼	10~30μg	10~30μg	5~10	0~10μg/h
	舒芬太尼	1~3μg	2~4μg	5~10	1~2μg/h
	羟考酮	1~3mg	1~2mg	10~15	0~1mg/h
	氢吗啡酮	0.1~0.3mg	0.2~0.4mg	6~10	0~0.4mg/h
阿片受体部分激动剂	布托啡诺	0.25~1mg	0.2~0.5mg	10~15	0.1~0.2mg/h
	地佐辛	2~5mg	1~3mg	10~15	30~50mg/48h
	纳布啡	1~3mg	1mg	10~20	0~3mg/h
中枢镇痛药	曲马多	1.5~3mg/kg 于术毕前 30 分钟给予	20~30mg	6~10	10~15mg/h

注:表中所有药物均不推荐联用;阿片类药物之间的相对效价比为曲马多 100mg≈吗啡 10mg≈芬太尼 0.1mg≈舒芬太尼 0.01mg≈布托啡诺 2mg,可根据患者耐受程度和疼痛程度进行剂量换算。

PCEA 的常见用药策略,见表 3-7。

表 3-7 PCEA 的常见用药策略

局麻药	阿片类药物	PCEA 给药方案
罗哌卡因 0.1%~0.2%	舒芬太尼 0.3~0.6μg/ml	负荷剂量 6~10ml
布比卡因 0.1%~0.15%	芬太尼 2~4μg/ml	维持剂量 4~6ml/h
左旋布比卡因 0.1%~0.2%	吗啡 20~40μg/ml	冲击剂量 4~6ml
氯普鲁卡因 0.8%~1.4%	布托啡诺 0.04~0.06mg/ml	锁定时间 20~30 分钟 最大剂量 12ml/h

注:可根据手术类型和患者情况选择一种局麻药和一种强阿片类药物进行配伍,根据所用自控镇痛泵装置类型确定需要配制药物的总体积,按照表中推荐剂量计算局麻药和阿片类药物的总用药量,用生理盐水稀释至所需体积,根据 PCEA 的给药方案设置相关参数。其中,罗哌卡因或布比卡因与舒芬太尼合剂能达到良好的镇痛效果而不影响运动功能,适用于分娩镇痛和需功能锻炼的下肢手术术后镇痛。

PCNA 是指在神经干、丛、节的周围持续输注局麻药,阻滞冲动传导,实现对相应神经丛、神经干支配区域的镇痛,如肋间神经阻滞、上肢神经阻滞(臂丛)、椎旁神经阻滞、下肢神经阻滞(腰丛、股神经、坐骨神经和腘窝)等。局麻药代谢较快,通过在外周神经阻滞时使用导管留置持续给药,可以获得长时间的镇痛效果。

PCNA 的常见用药策略,见表 3-8。

表 3-8 PCNA 的常见用药策略

导管留置部位	局麻药	用量 /(ml/h)
肌间沟(臂丛)/ 锁骨下(臂丛)	0.2% 罗哌卡因 或 0.1%~0.125% 布比卡因 或 0.1%~0.2% 左旋布比卡因	5~9
腋窝(臂丛)		5~10
腰大肌间隙(腰丛)		15~20
大腿(坐骨神经、股神经)		7~10
腘窝(腓总神经、胫神经)		3~7

注:表中局麻药浓度为配制后的终浓度。

烧伤疼痛

烧伤疼痛指因烧伤造成皮肤、黏膜甚至深部组织结构破坏与完整性受损，导致皮肤神经末梢受损、暴露或受刺激等，以及在烧伤病程中多种诊疗操作给患者带来的各种不愉快感觉与体验。

烧伤疼痛的评估

烧伤疼痛评估，包括对疼痛强度、性状、部位、持续时间、变化规律等的评估。推荐应用 NRS，结合 Wong-Baker 面部表情疼痛评分法、VAS 等对烧伤患者进行疼痛评估。各种疼痛评估方法的使用，见第一章第二节。

烧伤疼痛的药物治疗策略

根据患者疼痛发生的时间、地点和强度，烧伤疼痛可分为烧伤急性疼痛、烧伤背景性疼痛（又称静息痛）、烧伤操作性疼痛、烧伤术后疼痛、烧伤爆发性疼痛及其他疼痛。

大面积烧伤会引起剧烈的急性疼痛、胃肠道缺血缺氧、体表创伤和微循环障碍等，宜选择静脉或吸入给药。常用治疗药物有 NSAID、中枢镇痛药、阿片类药物等。使用 NSAID 前，应根据本书表 2-4 评估患者使用 NSAID 后胃肠道 ADR 发生风险，根据本书第二章第二节 NSAID 心脑血管病风险评估网址中的 China-PAR 风险评估模型评估患者心血管事件发生风险，并根据表 2-6 综合考虑合并胃肠道和心脑血管风险患者 NSAID 选用策略，进行药物选择。中枢镇痛药、阿片类药物用于烧伤疼痛治疗时常使用 PCA 给药。

烧伤急性疼痛的药物治疗策略和 PCA 在烧伤疼痛治疗中的用药策略，分别见表 3-9 和表 3-10。

烧伤背景性疼痛也称为静息痛，是指烧伤患者在静息状态时的疼痛，治疗时应结合患者疼痛情况进行药物选择。

烧伤背景性疼痛的药物治疗策略，见表 3-11。

表 3-9 烧伤急性疼痛的药物治疗策略

给药方式	用药方案
静脉给药	■ 负荷剂量 NSAID：氟比洛芬酯 50mg，i.v. 或帕瑞昔布 40mg，i.v. 中枢镇痛药：曲马多注射液 50mg，i.v. 阿片类药物：舒芬太尼 3μg，i.v. 或吗啡 10~20mg，i.v./i.h. ■ 维持剂量 NSAID：氟比洛芬酯 50mg，i.v.，q.8h. 或帕瑞昔布 40mg，i.v.，q.12h. 中枢镇痛药：曲马多注射液 50~200mg，iv.gtt，q.12h. 阿片类药物：舒芬太尼 0.75μg/kg，iv.gtt，q.12h.
吸入给药	吸入含体积分数 50% N_2O 和 50% O_2 的混合气体，患者可以通过自动调节气体流量来达到最佳的镇痛效果，气流量可控制在每分钟 0~15ml

注：静脉给药可与吸入给药联用；同类药物不宜联用，如中枢镇痛药不宜与阿片类药物联用；NSAID 可与阿片类药物或中枢镇痛药联用。

表 3-10 PCA 在烧伤疼痛治疗中的用药策略

药物配方	总体积*/ml	背景剂量/(ml/h)	冲击剂量/ml	锁定时间/min	连续使用时间/d
舒芬太尼 3μg/kg+ 5-HT₃ 受体拮抗剂	120	2	0.5	10	2
舒芬太尼 3μg/kg+ 氟哌啶醇 5mg	120	2	0.5	10	2
舒芬太尼 50μg+ 右美托咪啶 200μg	120	2	0.5	10	2
芬太尼 0.8~1mg+ 氟哌啶醇 5mg	120	2	0.5	10	2
芬太尼 0.8~1mg+ 5-HT₃ 受体拮抗剂	120	2	0.5	10	2

注：5-HT₃ 受体拮抗剂包括昂丹司琼(4mg)、托烷司琼(5mg)等，同类 5-HT₃ 受体拮抗剂不宜联用。

＊指配制完成后，稀释剂与所用药物的总体积。稀释剂用生理盐水。

表 3-11　烧伤背景性疼痛的药物治疗策略

疼痛程度	药物	常用剂量	给药方式	给药频次
中重度疼痛（VAS 评分 ≥ 4）	舒芬太尼注射液	0.75μg/kg	i.v.	q.12h.
	吗啡注射液	10~20mg	i.v.	q.12h.
	盐酸曲马多缓释片	100~200mg	p.o.	q.12h.
	盐酸羟考酮控释片	15~20mg	p.o.	q.12h.
	丁丙诺啡透皮贴剂	5~10mg	外用	7d/ 次
轻度疼痛（VAS 评分 <4）	注射用帕瑞昔布	40mg	i.v.	q.12h.
	氟比洛芬酯注射液	50mg	i.v.	q.6~8h.
	双氯芬酸片 / 胶囊	50mg	p.o.	q.12h.
	塞来昔布胶囊	200mg	p.o.	q.d.

注：胃肠功能正常的患者首选口服给药。中重度疼痛时可选择阿片类药物与 NSAID 联用，同类药物不宜联用；中枢镇痛药不宜与阿片类药物联用；丁丙诺啡透皮贴剂用药后 3 天起效，在起效前 3 天，可联合其他阿片类药物，避免镇痛空白期。

　　烧伤操作性疼痛包括短时操作引起的疼痛与大面积创面换药引起的疼痛。

　　条件允许的情况下，建议在手术室对烧伤患者进行大面积创面换药，由麻醉医生根据患者创面大小及疼痛程度持续给予镇痛镇静药物。

　　烧伤短时操作性疼痛的药物治疗策略，见表 3-12。

表 3-12　烧伤短时操作性疼痛的药物治疗策略

给药方式	给药剂量
口服药物	曲马多 50mg/ 吗啡 10mg/ 羟考酮 10mg 和 / 或塞来昔布 200mg
注射药物	曲马多 50mg，i.v./150mg，i.m.
	氟比洛芬酯 50mg，i.v./ 帕瑞昔布 40mg，i.v.
	咪达唑仑 2mg，i.v.
	地佐辛 5mg，i.v.
	氟哌利多 5mg，i.v.

续表

给药方式	给药剂量
吸入给药	含体积分数 50% N_2O 和 50% O_2 的混合气体,患者可自动通过调节装置的气体流量来达到最佳的镇痛效果,装置的气流量可控制在每分钟 0~15ml

注:胃肠功能正常的患者首选口服给药,口服给药应在短时操作前 1 小时给药;口服 / 注射给药可以与吸入给药联用;同类药物不宜联用,中枢镇痛药不宜与阿片类药物联用,NSAID 可与阿片类药物或中枢镇痛药联用。若选择处理操作性疼痛的药物与处理背景性疼痛的药物相同,应严格计算每日用药总量,确保不超过最大日剂量。

烧伤患者接受手术后疼痛的处理,见本节表 3-3 和表 3-4。

除药物治疗外,烧伤疼痛治疗还可联合冷疗、现代敷料、音乐、按摩、疼痛知识宣讲及心理治疗等其他非药物治疗方法,多学科合作进一步缓解烧伤患者疼痛。

胆 绞 痛

胆绞痛指因各种原因诱发的胆道阻塞,致胆囊收缩加剧、胆汁分泌增多、胆汁排出不畅等,胆汁中的胆盐等成分浓缩后刺激胆囊黏膜而发生的剧烈疼痛。

胆绞痛的药物治疗策略,见表 3-13。

表 3-13 胆绞痛的药物治疗策略

药物种类	用药方案
NSAID	双氯芬酸钠 75mg,p.o.,b.i.d. 酮咯酸 10~30mg,i.m.,q.4h.~q.6h. 氟比洛芬酯 50mg,i.v.,t.i.d./q.i.d. 注射用帕瑞昔布 40mg,i.v.,q.6h.~q.12h.
阿片类药物	哌替啶 25~100mg,i.m.,q.4h. 或 0.3mg/kg,i.v.,单次最大剂量 150mg,最大日剂量 600mg

续表

药物种类	用药方案
中枢镇痛药	曲马多 100mg, i.m., 必要时重复给药, 最大日剂量 400mg
解痉药	■ M 胆碱受体阻滞药 阿托品 0.3~0.5mg, i.m./p.o., t.i.d./q.i.d., 单次最大剂量 1mg, 最大日剂量 3mg 山莨菪碱 10mg, i.m., b.i.d./p.o., t.i.d. ■ 间苯三酚 40~80mg, i.m./i.v., 40~120mg/d 200mg, iv.gtt, 溶媒使用 5% 或 10% 葡萄糖注射液 ■ 硫酸镁 25% 硫酸镁 20ml, iv.gtt, q.d., 溶媒使用 5% 葡萄糖 500ml, 滴速 30~50 滴 /min

注：胆绞痛发作时解痉药可以与 NSAID 联用, 当联用疗效不佳时, 可联合中枢镇痛药或阿片类药物; 中枢镇痛药曲马多不推荐与阿片类药物哌替啶联用; 同类药物不宜联用; 阿片类药物中的吗啡、羟考酮等可能引起胆道奥迪括约肌收缩, 胆绞痛患者应避免单独使用阿片类药物。

肾 绞 痛

肾绞痛指由上尿路结石在肾盂、输尿管内急促移动或突发嵌顿引起输尿管剧烈蠕动所致的疼痛。肾绞痛的治疗目标为减轻疼痛, 首选药物治疗。

肾绞痛的药物治疗策略, 见表 3-14。

表 3-14 肾绞痛的药物治疗策略

药物种类	用药方案
NSAID	双氯芬酸钠 75mg, p.o., b.i.d. 氟比洛芬酯 50mg, i.v., t.i.d./q.i.d. 注射用帕瑞昔布 40mg, i.v., q.6h.~q.12h.

续表

药物种类	用药方案
阿片类药物	吗啡 5~15mg,i.h. 或 5~10mg,i.v.,必要时重复给药,最大日剂量 60mg 哌替啶 25~100mg,i.m.,q.4h. 或 0.3mg/kg,i.v.,单次最大剂量 150mg,最大日剂量 600mg
中枢镇痛药	曲马多 100mg,i.m.,必要时重复给药,最大日剂量 400mg
M 胆碱受体阻滞药	阿托品 0.5~1mg,i.m./p.o.,t.i.d./q.i.d.,单次最大剂量 1mg,最大日剂量 3mg 山莨菪碱 5~10mg,i.m.,b.i.d./p.o.,t.i.d.

注:NSAID 为肾绞痛的首选药物,使用 NSAID 前,应根据本书第二章第二节评估胃肠道和心脑血管事件风险后选择药物,同时需评估肾功能,重度肾功能不全患者禁用;M 胆碱受体阻滞药可与 NSAID 联用,当联用疗效不佳时,可联用中枢镇痛药或阿片类药物。肾绞痛一般不单独使用用阿片类药物镇痛。

📖 案例

案例 1	
基本资料	女,69 岁,身高 158cm,体重 68kg
主诉	腰痛伴右下肢放射痛 1 个月余
现病史	1 个月前无明显诱因下出现腰背部疼痛,伴右下肢放射痛、走路不稳,休息后缓解
既往史	有腰椎滑脱减压内固定手术史
检查	磁共振(MR)检查示:胸椎管占位、腰椎管狭窄
既往用药史	否认既往用药史
入院诊断	①胸椎管内占位 T10;②腰椎管狭窄症(L2/3);③腰椎滑脱(术后)
手术名称	胸椎管内肿瘤切除术 + 椎板切除减压术

案例 1	
治疗过程	患者入院第 5 天行"胸椎管内肿瘤切除术 + 椎板切除减压术",术前予 PCIA(芬太尼注射液 1mg+ 生理盐水配制成 100ml 溶液,芬太尼浓度为 10μg/ml,背景剂量 1ml/h,冲击剂量 1ml,锁定时间 15 分钟)联合氟比洛芬酯 50mg,iv.gtt,t.i.d. 镇痛。术后第 5 天,患者进食功能恢复,将氟比洛芬酯换成依托考昔 60mg,p.o.,q.d.,继续治疗 2 天后停药
术后疼痛评估结果	患者术后 72 小时内的 VAS 评分维持在静息 2 分,活动 3 分,无爆发痛,PCA 冲击剂量给药 1 次,无 ADR 发生;术后第 5~7 天更换依托考昔 60mg,p.o.,q.d. 后 VAS 评分静息 1 分,活动 3 分,无爆发痛;出院时 VAS 评分静息 1 分,活动 2 分,疼痛控制满意

Question1　患者术后选用芬太尼的 PCA 方案是否合理?

患者入院后行"胸椎管内肿瘤切除术 + 椎板切除减压术",属于脊柱手术。根据本节"表 3-3 术后疼痛多模式镇痛方案选择策略",该手术为重度疼痛手术类型,可选用 NSAID 联合阿片类药物进行多模式镇痛,阿片类药物推荐使用 PCA 给药。PCA 根据不同给药途径可以分为 PCIA、PCEA 和 PCNA 等,该患者选用了 PCA 中的 PCIA 镇痛。根据本节"表 3-6 PCIA 的常见用药策略",推荐芬太尼的持续输注量为 0~10μg/h,该患者所用的 PCA 给药装置中芬太尼浓度为 10μg/ml,流速为 1ml/h,用量与表中推荐方案相符,所以该患者 PCA 镇痛方案合理。

该方案也可根据本书"疼痛相关疾病药物治疗策略检索图"中"普通人群→急性疼痛→手术后疼痛→表 3-3 术后疼痛多模式镇痛方案选择策略"和"普通人群→急性疼痛→手术后疼痛→表 3-6 PCIA 的常见用药策略"检索。

Question2　患者围手术期氟比洛芬酯的使用是否合理?

氟比洛芬酯为非选择性 COX 抑制剂,根据本节"表 3-3 术后疼痛多模式镇痛方案选择策略",NSAID 可作为多模式镇痛的组成部分。根据本书第二章第二节"表 2-4 NSAID 胃肠道风险评估"评估患者的胃肠道 ADR 发生风险,患者为胃肠道风险低危人群,根据本书第二章第二节 NSAID 心脑血管病风险评估网址中的 China-PAR 风险评估模型评估患者心脑血管事件发生风险,患者为心脑血管风险低危人群,无 NSAID 用药禁忌,药物选择合理。

根据本节"表 3-4 术后疼痛药物治疗策略",氟比洛芬酯剂量:50mg,i.v.,t.i.d./q.i.d.,最大日剂量 200mg,iv.gtt 不利于该药物迅速达到有效血药浓度发挥作用,所以给药方式不合理,应改为 i.v. 给药。

该方案还可根据本书"疼痛相关疾病药物治疗策略检索图"中"普通人群→急性疼痛→手术后疼痛→表 3-4 术后疼痛药物治疗策略"检索。

案例 2	
基本资料	女,43 岁,身高 165 cm,体重 72kg
主诉	右上腹疼痛 3 天,加重 2 小时
现病史	3 天前出现右上腹疼痛,放射至右肩胛处,未重视。2 小时前饱餐后出现右上腹季肋区绞痛、阵发性加剧,至我院急诊就诊
既往史	半年前体检发现胆囊结石
检查	腹部彩超提示:胆囊壁稍增厚、胆囊周围液体渗出,内有数枚强回声团伴声影
既往用药史	否认既往用药史
入院诊断	①慢性胆囊炎伴胆囊结石;②胆绞痛
治疗过程	入院后予盐酸吗啡 10mg,i.v.,双氯芬酸 100mg,p.o.,治疗 3 天患者疼痛症状未改善,疼痛加剧,行腹腔镜下胆囊切除术

Question1　患者入院后使用吗啡注射液镇痛是否合理?

患者入院诊断为"①慢性胆囊炎伴胆囊结石;②胆绞痛",患者入院后予盐酸吗啡注射液 10mg,i.v.,双氯芬酸钠缓释胶囊 100mg,p.o. 治疗后效果不佳。

根据本节"表 3-13 胆绞痛的药物治疗策略",胆绞痛发作时可使用 NSAID 联合解痉药镇痛,当联用疗效不佳时,再考虑联用中枢镇痛药或阿片类药物,阿片类药物中的吗啡、羟考酮等可能引起胆道奥迪括约肌收缩,胆绞痛患者应避免使用。因此,该患者入院后予吗啡注射液镇痛不合理。

该方案也可根据本书"疼痛相关疾病药物治疗策略检索图"中"普通人群→急性疼痛→内脏疼痛→表 3-13 胆绞痛的药物治疗策略"检索。

Question2　患者胆囊切除术后可采用何种镇痛方案?

患者行"腹腔镜下胆囊切除术",此手术属于腹腔镜手术。根据本节"表 3-3 术后疼痛多模式镇痛方案选择策略",该手术为轻度疼痛的手术类型,可选用 NSAID 联合局麻药刀口浸润进行多模式镇痛。根据本书第二章第二节"表 2-4 NSAID 胃肠道风险评估"和 NSAID 心脑血管病风险评估网址中的 China-PAR 风险评估模型分别评估患者胃肠道 ADR 发生风险和心脑血管事件发生风险,患者为胃肠道风险低危人群、心脑血管风险低危人群,无 NSAID 用药禁忌,术后可使用 NSAID 注射剂型,如氟比洛芬酯注射液等,患者胃肠道功能恢复后,可改为双氯芬酸口服镇痛。

该方案也可根据本书"疼痛相关疾病药物治疗策略检索图"中"普通人群→急性疼痛→手术后疼痛→表 3-3 术后疼痛多模式镇痛方案选择策略"检索。

	案例3
基本资料	男,72岁,身高178cm,体重75kg
主诉	3小时前突发左侧腰部疼痛,伴大汗淋漓
现病史	患者3小时前突发左侧腰部疼痛,伴大汗淋漓,难以忍受,不能行走,急诊以肾绞痛收治入院
既往史	胃溃疡病史3年
检查	泌尿系彩超示:左肾结石,计算机断层成像(CT)泌尿系平扫示左肾及左侧输尿管多发结石,伴左侧输尿管上段及左肾积水
既往用药史	奥美拉唑20mg,p.o.,q.d.间断服用
入院诊断	①左侧输尿管结石伴左肾积水;②肾绞痛
治疗过程	入院后给予曲马多100mg,i.m.镇痛、山莨菪碱5mg,i.m.解痉治疗,急性疼痛缓解后行"左肾经皮肾镜碎石术",术后予帕瑞昔布40mg,i.v.,q.12h.镇痛,术后3天患者出院

Question1 患者急性肾绞痛入院时使用山莨菪碱治疗是否恰当?

患者入院诊断为"①左侧输尿管结石伴左肾积水;②肾绞痛",根据本节"表3-14肾绞痛的药物治疗策略",NSAID为肾绞痛的首选药物,使用时需评估肾功能,重度肾功能不全患者禁用。M胆碱受体阻滞药可与NSAID联用,当联用疗效不佳时,可联用中枢镇痛药或阿片类药物。山莨菪碱为M胆碱受体阻滞药,常用剂量为5~10mg,i.m.,b.i.d./p.o.,t.i.d.,该患者用药合理。

该方案也可根据本书"疼痛相关疾病药物治疗策略检索图"中"普通人群→急性疼痛→内脏疼痛→表3-14肾绞痛的药物治疗策略"检索。

Question2 患者术后使用注射用帕瑞昔布钠40mg,i.v.,q.12h.是否合理?

患者行"左肾经皮肾镜碎石术",此手术属于腹腔镜手术。

根据本节"表3-3 术后疼痛多模式镇痛方案选择策略",该手术为轻度疼痛的手术类型。可选用NSAID联合局麻药刀口浸润进行多模式镇痛。根据本书第二章第二节"表2-4 NSAID胃肠道风险评估表"和NSAID心脑血管病风险评估网址中的China-PAR风险评估模型分别评估患者胃肠道ADR发生风险和心脑血管事件发生风险,患者为胃肠道风险高危人群、心脑血管风险低危人群,根据第二章第二节"表2-6 合并胃肠道和心脑血管风险患者NSAID选用策略",患者应使用选择性COX-2抑制剂进行镇痛治疗,帕瑞昔布钠为选择性COX-2抑制剂,药物选择合理。

根据本节"表3-4 术后疼痛药物治疗策略",帕瑞昔布用法用量:首剂量40mg,i.v./i.m. 以后20~40mg/q.6h.~q.12h.,最大日剂量80mg,该患者的用药合理。

该方案也可根据本书"疼痛相关疾病药物治疗策略检索图"中"普通人群→急性疼痛→手术后疼痛→表3-3 术后疼痛多模式镇痛方案选择策略"和"普通人群→急性疼痛→手术后疼痛→表3-4 术后疼痛药物治疗策略"检索。

参考文献

［1］中华医学会麻醉学分会.成人术后疼痛处理专家共识.临床麻醉学杂志,2017,33(9):911-917.

［2］吴新民,王俊科,庄心良,等.椎管内阻滞并发症防治专家共识.2008.中华医学杂志,2008,88:3169-3176.

［3］CHOU R, GORDON D B, DE LEON-CASASOLA O A, et al. Management of postoperative pain: a clinical practice guideline from the American Pain Society, the American Society of Regional Anesthesia and Pain Medicine, and the American Society of Anesthesiologists, Committee on Regional Anesthesia, Executive Committee, and Adminitrative Council. J Pain, 2016, 17 (2): 131-157.

［4］FAUCHER L, FURUKAWA K. Practice guidelines for the management of pain. J Burn Care Res, 2006, 27 (5): 659-668.

［5］ 广东省药学会.临床药师术后疼痛管理指引.(2019-01-31)[2021-03-12]. http://www. sinopharmacy. com. cn/download/74. html.

［6］ CARROUGHER G J, PTACEK J T, SHARAR S R, et al. Comparison of patient satisfaction and self-reports of pain in adult burn-injured patients. J Burn Care Rehabil, 2003, 24 (1): 1-8.

［7］ TENGVALL O, WIEKMAN M, WENGSTROM Y. Memories of pain after burn injury—the patient's experience. J Burn Care Res, 2010, 31 (2): 319-327.

［8］ ALENCAR DE C R J, LEAL P C, SAKATA R K. Pain management in burn patients. Rev Bras Anestesiol, 2013, 63 (1): 149-153.

［9］ CLELAND H. Thermal burns-assessment and acute management in the general practice setting. Aust Fam Physician, 2012, 41 (6): 372-375.

［10］ YANG H T, HUR G, KWAK I S, et al. Improvement of burn pain management through routine pain monitoring and pain management protocol. Burns, 2013, 39 (4): 619-624.

［11］ PARLAK GÜROL A, POLAT S, AKÇAY M N. Itching, pain, and anxiety levels are reduced with massage therapy in burned adolescents. J Burn Care Res, 2010, 31 (3): 429-432.

［12］ ZOR F, OZTURK S, BILGIN F, et al. Pain relief during dressing changes of major adult burns: ideal analgesic combination with ketamine. Burns, 2010, 36 (4): 501-505.

［13］ RICHARDSON P, MUSTARD L. The management of pain in the burns unit. Burns, 2009, 35 (7): 921-936.

［14］ WASIAK J, MAHAR P, MCGUINNESS S K, et al. Intravenous lidocaine for the treatment of background or procedural burn pain. Cochrane Database Syst Rev, 2012, 6: CD005622.

［15］ LI Y X, TANG L, YU J Q, et al. Analgesia effect of a fixed nitrous oxide/oxygen mixture on burn dressing pain: study protocol for a randomized controlled trial. Trials, 2012, 13: 67.

［16］ AKHTAR N, BROOKS P. The use of botulinum toxin in the management of burns itching: preliminary results. Burns, 2012, 38 (8): 1119-1123.

［17］ WIECHMAN S A. Psychosocial recovery, pain, and itch after burn injuries. Phys Med Rehabil Clin N Am, 2011, 22 (2): 327-345.

第二节　癌性疼痛的药物治疗

疼痛是癌症患者最常见和难以忍受的症状之一，严重影响癌症患者的生活质量。初诊癌症患者的疼痛发生率约为25%，而晚期癌症患者的疼痛发生率可达60%~80%，其中1/3的为重度疼痛。

评　估

癌性疼痛评估是合理、有效进行镇痛治疗的前提，应当遵循"常规、量化、全面、动态"的原则。

癌性疼痛评估流程图和癌性疼痛的评估要求与评估工具，分别见图3-1和表3-15。

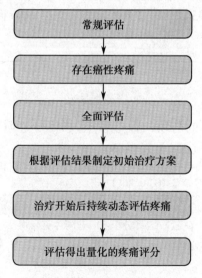

图3-1　癌性疼痛评估流程图

表 3-15 癌性疼痛的评估要求与评估工具

评估种类	评估要求	评估工具
常规评估 量化评估	患者入院后 8 小时内完成 评估最近 24 小时内患者最严重、最轻的疼痛程度及平均疼痛程度	VRS 或 VAS 或 Wong-Baker 面部表情疼痛评分法
全面评估	疼痛病因和类型(躯体性、内脏性或神经病理性) 疼痛发作情况(疼痛的部位、性质、程度、加重或减轻的因素) 疼痛治疗情况 重要器官功能情况 心理精神情况 家庭及社会支持情况 既往史(如精神病史、药物滥用史)	简明疼痛量表(BPI),根据情况选择抑郁自评法(SDS)和焦虑自评法(SAS)
动态评估	每次用药后进行疼痛评估: ①静脉注射后 15 分钟 ②皮下注射后 30 分钟 ③口服后 60 分钟	VRS 或 VAS 或 Wong-Baker 面部表情疼痛评分法

药物治疗策略

癌性疼痛的药物治疗过程中,总体可遵循 WHO 推荐的"三阶梯"治疗原则,见表 3-16。

表 3-16 WHO"三阶梯"治疗原则

阶梯	疼痛程度	治疗药物
第一阶梯	轻度疼痛(VAS 评分 1~3)	非阿片类药物 ± 辅助药物
第二阶梯	中度疼痛(VAS 评分 4~6)	弱阿片类药物 ± 非阿片类药物 ± 辅助药物
第三阶梯	重度疼痛(VAS 评分 7~10)	强阿片类药物 ± 非阿片类药物 ± 辅助药物

注:应用时注意口服给药、按阶梯给药、按时给药、剂量个体化并注意具体细节。

轻度疼痛的药物治疗策略(第一阶梯)

疼痛评估结果为轻度疼痛时(VAS评分1~3)可选择非阿片类药物±辅助药物。

第一阶梯药物治疗策略见表3-17。

表3-17 第一阶梯药物治疗策略

药物种类	药物	常用剂量	最大日剂量/mg
解热镇痛药	对乙酰氨基酚	500~1 000mg/4~6h	2 000
NSAID	布洛芬	400mg/4~6h	3 600
	吲哚美辛	25~50mg/4~6h	150
	阿司匹林	250~1 000mg/4~6h	6 000
	塞来昔布	200mg/24h	400

注:在第一阶梯的药物选择中,对乙酰氨基酚可以与NSAID联用,联用会增加胃肠道不良反应风险,故联用时对乙酰氨基酚剂量在2 000mg以下;对乙酰氨基酚和NSAID均具有封顶效应,若表中药物日用剂量已达到最大日剂量,应考虑更换为其他种类的镇痛药或与其他种类的镇痛药联用。

中度疼痛的药物治疗策略(第二阶梯)

疼痛评估结果为中度疼痛时(VAS评分4~6)可使用弱阿片类药物±非阿片类药物±辅助药物。弱阿片类药物的剂量存在天花板效应,且容易在30~40天后出现耐药,需要更换为强阿片类药物,因此,国际疼痛学界提出"可用低剂量强阿片类药物替代可待因或曲马多,即弱化第二阶梯"的观点,并得到了广泛的认可。所以,目前临床中将吗啡剂量≤30mg/d和羟考酮剂量≤20mg/d作为第二阶梯药物,用于治疗中度疼痛。

第二阶梯药物治疗策略见表3-18。

表 3-18 第二阶梯药物治疗策略

药物种类	药物	单次剂量 /mg	最大日剂量 /mg
中枢镇痛药	曲马多	50~200	400
阿片类药物	可待因	15~60	360
	吗啡	5~15	30
	羟考酮	5~10	20

注：表中吗啡和羟考酮的最大日剂量是作为第二阶梯治疗时的剂量范围，当吗啡剂量超过 30mg/d 或羟考酮剂量超过 20mg/d 时，则属于第三阶梯治疗药物。表中药物均不宜联用。

重度疼痛的药物治疗策略（第三阶梯）

疼痛评估结果为重度疼痛（VAS 评分 7~10）可以使用强阿片类药物 ± 非阿片类药物 ± 辅助药物，强阿片类药物无封顶效应，可根据患者情况进行剂量滴定，滴定路径见本书第二章第三节。滴定后，可参考附录 2 中附表 2-4~ 附表 2-6 的换算系数转换为缓控释制剂进行治疗。

当疼痛控制良好时，阿片类药物需逐渐减量，以避免发生戒断反应。阿片类药物剂量减停方案见本书第二章第三节"阿片类药物剂量滴定"部分。

辅助镇痛药物用药策略

辅助镇痛药物是指能减少阿片类药物不良反应或增加阿片类药物镇痛疗效的药物。

辅助镇痛药物用药策略见表 3-19。

表 3-19 辅助镇痛药物用药策略

药物种类	用药方案	备注
抗惊厥药	加巴喷丁:初始剂量 100~300mg,p.o.,q.n.,增加至每天 900~3 600mg,分 2 次或 3 次给药,每 3 天剂量增加 50%~100% 普瑞巴林:初始剂量 75mg,p.o.,q.d.,增加给药的频率至 b.i.d./t.i.d.,每 3 天剂量增加 50%~100%,最大日剂量 600mg 卡马西平:初始剂量 200mg,p.o.,q.d.,最大日剂量 1 200mg	用于治疗癌症相关神经病理性疼痛
抗抑郁药	去甲替林:初始剂量 10~25mg/d,p.o.,增加至 50~150mg/d 度洛西汀:初始剂量 20~30mg/d,p.o.,增加至 60~120mg/d 文拉法辛:初始剂量 37.5mg/d,p.o.,增加至 75~225mg/d	治疗癌症相关神经病理性疼痛的同时可改善患者情绪低落等情绪反应
双膦酸盐	氯膦酸盐:1 600mg/d,p.o.,或 300mg/d,i.v.,静脉给药 5 天后换成口服给药 帕米膦酸盐:90mg,i.v.,每 3~4 周 1 次 唑来膦酸盐:4mg,i.v.,每 3~4 周 1 次 伊班膦酸盐:6mg,i.v.,每 3~4 周 1 次	用于肿瘤骨转移导致的疼痛

注:辅助镇痛药物可以与 NSAID 和 / 或阿片类药物联用。

📖 案例

案例 1	
基本资料	女,69 岁,身高 152cm,体重 42kg
主诉	反复乏力、上腹部疼痛,发现肝占位 5 年余
现病史	1 个月前再次出现明显乏力
既往史	5 年前出现乏力,胃纳欠佳。腹部 CT 示腹部占位,最大径约 6cm

续表

案例1	
检查	生化全套：GPT 15.1U/L，GOT 15.2U/L，肌酐 49μmol/L，肌酐清除率 94.7ml/min 腹部 CT 示：肝脏肿瘤较前增大，大小约 7.5cm × 4.8cm，腹盆腔积液，腹盆腔稍高密度影，纵隔、右侧胸膜、膈肌、肝门部、腹盆腔、腹膜后内见多发软组织结节，两肺多发结节 胸腰椎 MR 示：椎体转移
疼痛评估 结果	常规评估结果：VAS 评分 5 量化评估结果：24 小时最重 VAS 评分 7（夜间出现），最轻 VAS 评分 4，平均 VAS 评分 5 全面评估结果：疼痛性质为针刺样，存在神经病理性疼痛
既往用药史	曾于当地医院行培美曲塞 + 顺铂化疗 6 个周期
入院诊断	①癌性疼痛；②肝癌腹腔转移；③多发骨转移
治疗过程	根据疼痛评估结果，入院后给予羟考酮 10mg，q.12h.，即释吗啡滴定，加巴喷丁 300mg，t.i.d. 起始剂量滴定，唑来膦酸 4mg，iv.gtt，每 4 周 1 次。治疗后患者疼痛 VAS 评分降至 2~3，用药 5 天后出现便秘，给予乳果糖 15ml，p.o.，b.i.d.，便秘缓解

Question1 患者入院后使用盐酸羟考酮缓释片 10mg，q.12h. 初始镇痛剂量是否合理？

患者诊断为"①癌性疼痛；②肝癌腹腔转移；③多发骨转移"，入院后疼痛评估结果提示为中重度疼痛（VAS ≥ 4），根据表 3-16，患者可选择强阿片类药物 ± 非阿片类药物 ± 辅助药物进行治疗。根据本节"重度疼痛的药物治疗策略（第三阶梯）"，需要进行阿片类药物剂量滴定，根据本书第二章第三节的"阿片类药物的剂量滴定策略"，选择盐酸羟考酮缓释片进行剂量滴定，滴定路径参见第二章图 2-2。患者的量化疼痛评估结果为 VAS 评分 5，使用羟考酮 10mg，q12h. 作为起始剂量合理。

该方案也可根据本书"疼痛相关疾病药物治疗策略检索图"中"普通人群→癌性疼痛→表 3-16 WHO'三阶梯'治疗原则"检索。

Question2　患者入院后辅助镇痛药物选择方案是否合理？

患者疼痛性质为针刺样疼痛，结合辅助检查，可判断患者的疼痛性质为神经病理性疼痛。根据本节"表 3-19 辅助镇痛药物用药策略"可选择加巴喷丁、普瑞巴林或卡马西平进行治疗，患者无相关药物禁忌，患者肾功能正常，加巴喷丁剂量应从 300mg，q.n. 开始逐步调整，药物选用合理。

患者 MR 检查提示存在骨转移，根据本节"表 3-19 辅助镇痛药物用药策略"，可使用双膦酸盐进行治疗，唑来膦酸用法用量：4mg，i.v.，每 3~4 周 1 次，患者用药合理。

该方案也可根据本书"疼痛相关疾病药物治疗策略检索图"中"普通人群→癌性疼痛→表 3-19 辅助镇痛药物用药策略"检索。

参考文献

［1］GRECO M T, ROBERTO A, CORLI O, et al. Quality of cancer pain management: an update of a systematic review of undertreatment of patients with cancer. J Clin Oncol, 2014, 32: 4149-4154.

［2］PORTENOY R K, Lesage P. Management of cancer pain. Lancet, 1999, 353: 1695-1700.

［3］PACHMAN D R, BARTON D L, SWETZ K M, et al. Troublesome symptoms in cancer survivors: fatigue, insomnia, neuropathy, and pain. J Clin Oncol, 2012, 30: 3687-3696.

［4］PAICE J A, FERRELL B. The management of cancer pain. CA Cancer J Clin, 2011, 61: 157-182.

［5］CARACENI A, HANKS G, KAASA S, et al. Use of opioid analgesics in the treatment of cancer pain: evidence-based recommendations from the EAPC. Lancet Oncol, 2012, 13: e58-e68.

［6］PAICE J A, LACCHETTI C, BRUERA E. Management of chronic pain in survivors of adult cancers: ASCO clinical practice guideline summary. J Oncol Pract, 2016, 12 (8): 757-762.

［7］ROWBOTHAM M C, TWILLING L, DAVIES P S, et al. Oral opioid therapy for chronic peripheral and central neuropathic pain. N Engl J Med, 2003, 348: 1223-1232.

［8］SWARM R A, PAICE J A, ANGHELESCU D L, et al. Adult cancer pain, version 3. 2019, NCCN clinical practice guidelines in oncology. JNCCN, 2019, 17 (8): 977-1007.

［9］CARACENI A, HANKS G, KAASA S, et al. Use of opioid analgesics in the treatment of cancer pain: evidence-based recommendations from the EAPC. Lancet Oncol, 2012, 13 (2): e58-e68.

第三节　神经病理性疼痛的药物治疗

神经病理性疼痛是指由躯体感觉系统的损害或疾病导致的疼痛。神经病理性疼痛常见病因包括：糖尿病、带状疱疹、脊髓损伤、脑卒中、多发性硬化、癌症、HIV 感染、腰或颈神经根性神经病变和创伤或术后神经损害等。

根据感觉神经系统受损的部位，神经病理性疼痛分为周围神经病理性疼痛和中枢神经病理性疼痛两种类型，不同类型的疼痛具有相似或共同的发病机制。

常见的神经病理性疼痛类型，见表 3-20。

表 3-20　常见的神经病理性疼痛类型

周围神经病理性疼痛	中枢神经病理性疼痛
■ 带状疱疹后遗神经痛	■ 脑卒中后疼痛
■ 糖尿病性周围神经病变	■ 脊髓空洞症疼痛

续表

周围神经病理性疼痛	中枢神经病理性疼痛
■ 三叉神经痛	■ 缺血性脊髓病疼痛
■ 舌咽神经痛	■ 压迫性脊髓病(如脊髓性颈椎
■ 根性神经病变(颈、胸或腰骶)	病、肿瘤)疼痛
■ 嵌压性神经病变(如腕管综合征等)	■ 放射后脊髓病疼痛
■ 创伤后神经痛	■ 脊髓损伤性疼痛
■ 手术后慢性疼痛	■ 多发性硬化性疼痛
■ 化疗后神经病变	■ 帕金森病性疼痛
■ 放疗后神经病变	■ 幻肢痛
■ 残肢痛	■ 脊髓炎疼痛
■ 肿瘤压迫或浸润引起的神经病变	
■ 酒精性多发神经病变	
■ 梅毒性神经病变	
■ HIV 性神经病变	
■ 营养障碍性神经病变	
■ 毒物接触性神经病变	
■ 免疫性神经病变	

评　估

　　神经病理性疼痛性质多样,包括烧灼样、电击样、刀割样、针刺样或撕裂样,可以一种疼痛性质为主,也可多样疼痛性质并存。

　　采用 VAS/NRS/Wong-Baker 面部表情疼痛评分法进行疼痛程度评估,同时可以使用 BPI、MPQ、ID 疼痛问卷、NPSI、LANSS 对疼痛性质以及疼痛对生活的影响进行评估。其中,ID 疼痛问卷内容较少,适合神经病理性疼痛的初步筛查,其他评分方法内容较多,更适用于科学研究和评估疼痛对患者生活的影响。除此之外,对于疼痛时间超过 6 个月的患者,可选用 SDS、SAS 和 SF-36 进行评估。

药物治疗 1 周后,应评估治疗效果和 ADR。治疗后疼痛评分较基线降低 ≥ 30%,即为临床有效;降低 ≥ 50%,即为明显改善;若无法达到临床有效,需调整用药方案。

常见神经病理性疼痛的特征及症状,见表 3-21。

表 3-21 常见神经病理性疼痛的特征及症状

特征	症状
自发痛	在没有任何刺激的情况下,在皮疹分布区及附近区域出现疼痛
痛觉过敏	对伤害性刺激的反应增强或延长
痛觉超敏	非伤害性刺激引起疼痛,如接触衣服或床单等轻微触碰或温度的微小变化诱发疼痛
感觉异常	疼痛部位常伴有一些感觉异常,如紧束样感觉、麻木、蚁行感或瘙痒感,也可出现客观感觉异常,如温度感觉和振动感觉异常,感觉迟钝或减退

药物治疗策略

糖尿病性周围神经病理性疼痛的药物治疗策略

糖尿病性周围神经病理性疼痛(diabetic peripheral neuropathic pain,DPNP)指由糖尿病导致的周围神经病理性疼痛。DPNP 主要临床特征为四肢远端感觉、运动障碍,表现为肢体麻木、挛急疼痛、肌无力和萎缩、腱反射减弱或消失等。早期呈相对可逆性,后期发展为顽固性难治性神经损伤。

根据中国医师协会发布的《糖尿病性周围神经病理性疼痛诊疗专家共识(2018 年)》《周围神经病理性疼痛诊疗中国专家共识(2020 年)》以及国外多个神经病理性疼痛诊疗指南,DPNP 的主要治疗药物包括三环类抗抑郁药、5- 羟色胺及去甲肾上腺素再摄取抑制药、抗惊厥药、局部用药、曲马多和阿片类药物。

糖尿病性周围神经病理性疼痛的药物治疗策略,见表 3-22。

表 3-22　糖尿病性周围神经病理性疼痛的药物治疗策略

推荐级别	药物种类	用药方案	原则及要求
一线治疗	抗抑郁药	度洛西汀：初始剂量 30~60mg/d，p.o.，最大日剂量 60mg 文拉法辛：初始剂量 37.5mg/d，p.o.，最大日剂量 225mg 阿米替林：初始剂量 10~25mg/d，p.o.，最大日剂量 150mg	■ 原则：个体化用药、联合治疗、足疗程、有效的血糖管理
	抗惊厥药	普瑞巴林：初始剂量 25~75mg，p.o.，q.d./b.i.d./t.i.d.，最大日剂量 600mg 加巴喷丁：初始剂量 100~300mg/d，p.o.，q.d./b.i.d./t.i.d.，逐日增量，最大日剂量 1 800mg	■ 要求：平稳控制血糖，糖化血红蛋白控制在 7% 以内
二线治疗	中枢镇痛药	曲马多：初始剂量 50mg，p.o./i.m./i.v.，q.d./b.i.d./t.i.d.，最大日剂量 400mg	
	阿片类药物	吗啡或羟考酮或芬太尼透皮贴剂	
	外用药物	5% 利多卡因贴：外用，q.d.	

注：首选一线治疗药物，当患者对单一药物疗效不满意时，联用两种或两种以上不同种类的药物。一线治疗药物的增量周期为 5~7 天，如加巴喷丁逐日增量方案：第一天 100mg，q.d.，第二天 100mg，b.i.d.，第三天 100mg，t.i.d.，随后根据病情逐渐加量；一、二线治疗药物通常需要持续用药几周方能达到较好的镇痛效果。糖尿病性周围神经病理性疼痛药物治疗的基本疗程为 4~8 周，其后根据患者疼痛评估情况决定是否需要延长疗程。

三叉神经痛的药物治疗策略

三叉神经痛指三叉神经支配区内的一种反复发作的短暂性阵发性剧痛。三叉神经痛可分为原发性三叉神经痛、继发性三叉神经痛两种。

三叉神经痛的分类与特征，见表 3-23。

表 3-23 三叉神经痛的分类与特征

分类	特征
原发性三叉神经痛	病因及发病机制尚不明确,多认为与三叉神经半月节及其感觉神经根内的病变、血管压迫、岩骨部位的骨质畸形等因素对神经的机械性压迫、牵拉及营养代谢障碍等相关
继发性三叉神经痛(症状性三叉神经痛)	常为某一疾病的临床症状之一,由小脑脑桥角及其邻近部位的肿瘤、炎症、外伤以及三叉神经分支部位的病变所引起

与其他神经病理性疼痛评估不同,三叉神经痛重在评估患者的疼痛性质与疼痛发作情况。其疼痛表现为三叉神经分布区域内反复发作的短暂性剧烈疼痛,呈电击样、刀割样和撕裂样剧痛,突发突止。每次疼痛持续数秒至数十秒,间歇期完全正常。三叉神经痛发作常由说话、咀嚼、刷牙和洗脸等面部随意运动或触摸面部某一区域而被诱发,如触碰上唇、鼻翼、眶上孔、眶下孔和口腔牙龈等处。

药物治疗是三叉神经痛首选的治疗方式。药物治疗效果不佳时,可选用外科手术治疗。

三叉神经痛的药物治疗策略,见表 3-24。

表 3-24 三叉神经痛的药物治疗策略

推荐级别	药物	用药方案	备注
一线治疗	卡马西平	初始剂量 100~200mg,p.o., q.d/b.i.d.,最大日剂量 1 200mg	▪ 若一线治疗药物无效,可联合应用辅助治疗药物,同类药物不宜联用
	奥卡西平	初始剂量 300mg,p.o.,b.i.d.,最大日剂量 2 400mg	

续表

推荐级别	药物	用药方案	备注
辅助治疗	加巴喷丁	初始剂量 100~300mg, p.o., q.d./b.i.d./t.i.d., 最大日剂量 1 800mg	■ 每种药物的增量周期不同, 如奥卡西平增量周期为 1 周, 每次增量 ≤ 600mg; 拉莫三嗪的增量周期为 1~2 周; 匹莫齐特的增量周期 ≥ 1 周 ■ 治疗药物逐渐加量至疼痛消失后, 需维持治疗 2 周, 再逐渐减量
	拉莫三嗪	初始剂量 25~50mg, p.o., q.d., 最大日剂量 100mg	
	匹莫齐特	初始剂量 1mg, p.o., q.d., 最大日剂量 20mg	
	普瑞巴林	初始剂量 25~75mg, p.o., q.d./b.i.d./t.i.d., 最大日剂量 600mg	

带状疱疹后神经痛的药物治疗策略

带状疱疹后神经痛(postherpetic neuralgia, PHN)指带状疱疹皮疹愈合后持续 1 个月及以上的疼痛, 是带状疱疹最常见的并发症。PHN 是最常见的一种神经病理性疼痛, 可表现为持续性疼痛, 也可缓解一段时间后再次出现疼痛。

药物治疗是 PHN 治疗的基础, 遵循"尽早治疗、足量用药、足疗程用药及联合治疗"的原则, 尽早有效控制疼痛的同时, 还需缓解伴发的睡眠和情感障碍, 提高生活质量。治疗药物的选择需要考虑药物的疗效、可能的 ADR、药物相互作用、药物滥用的风险等。药物治疗效果不佳时, 可以选用微创介入治疗, 如神经阻滞、选择性神经毁损和鞘内药物输注治疗。

带状疱疹后神经痛的药物治疗策略, 见表 3-25。

表 3-25　带状疱疹后神经痛的药物治疗策略

推荐级别	药物种类	用药方案	备注
一线治疗	抗惊厥药	普瑞巴林:初始剂量 25~75mg,p.o.,q.d./b.i.d./ t.i.d.,最大日剂量 600mg 加巴喷丁:初始剂量 100~300mg,p.o.,q.d./b.i.d./ t.i.d.,用药前 3 天逐日增加剂量,最大日剂量 1 800mg	■ 首选一线治疗药物,单一药物治疗不能获得满意镇痛效果时,考虑联合用药 ■ 应选择不同种类、疗效相加或协同而 ADR 不相加的药物 ■ 加巴喷丁与普瑞巴林的增量周期为 5~7 天 ■ 加巴喷丁剂量调整方案为:第一天 100mg,q.d.,第二天 100mg,b.i.d.,第三天 100mg,t.i.d.,随后根据疼痛情况逐渐加量 ■ 疼痛有效缓解后仍需维持治疗至少 2 周,2 周后根据患者情况逐渐减少药物剂量至停药,避免立即停药
	抗抑郁药	阿米替林:初始剂量 12.5~25mg/d,p.o.,最大日剂量 150mg 度洛西汀:初始剂量 30~60mg/d,p.o.,最大日剂量 60mg 文拉法辛:初始剂量 37.5mg/d,p.o.,最大日剂量 225mg	
	外用药物	5% 利多卡因贴:外用,q.d.	
二线治疗	中枢镇痛药	曲马多:初始剂量 50mg,p.o./i.m./i.v.,q.d./b.i.d./t.i.d.,最大日剂量 400mg	
	阿片类药物	吗啡或羟考酮或芬太尼透皮贴剂	

📖 案例

案例 1	
基本资料	男,40 岁,身高 178cm,体重 63kg
主诉	口干、多饮、多尿伴消瘦 1 年余

续表

案例 1	
现病史	患者于1年前出现口干、多饮、多尿症状,每日饮水量达3 000ml,尿量增多,小便色黄伴泡沫增多,双下肢出现持续性麻木感,双足出现静息痛,当时未予重视。1个月前因双足瘙痒伴溃烂来院就诊
既往史	否认既往史
检查	入院随机血糖16.9mmol/L,外院肌电图示:多发周围神经损害,入院后糖化血红蛋白9.0%;生化全套:肌酐49μmol/L,肌酐清除率108.2ml/min
既往用药史	否认既往用药史
入院诊断	①2型糖尿病;②糖尿病性周围神经病变
治疗过程	患者入院后予皮下胰岛素泵降糖治疗。入院后患者诉右足底部静息性疼痛,并以夜间疼痛为主,影响睡眠,VAS评分5,疼痛性质为针刺样疼痛。予普瑞巴林75mg,b.i.d.,口服,治疗3天后疼痛缓解,但针刺感缓解不佳,调整普瑞巴林剂量为150mg,b.i.d.;入院第8天,患者诉脚底疼痛感较前缓解,VAS评分2,不影响睡眠,予出院,出院后继续降糖及镇痛治疗

Question1 患者入院后针对其右足底疼痛,选用普瑞巴林是否合理?

患者诊断为"糖尿病性周围神经病变",VAS评分5,疼痛性质为针刺样疼痛。根据本节"表3-22 糖尿病性周围神经病理性疼痛的药物治疗策略",糖尿病性周围神经病理性疼痛的镇痛治疗药物包括抗抑郁药、抗惊厥药、中枢镇痛药、阿片类药物等,其中抗惊厥药普瑞巴林为一线治疗药物,药物选择合理。普瑞巴林在使用过程中需要根据患者肾功能确定初始剂量,在肾功能正常的患者中,普瑞巴林剂量:初始剂量25~75mg,p.o.,q.d./b.i.d./t.i.d.,最大日剂量600mg。患者生化全套结果显示肾功能正常,普瑞巴林用药方案合理。

该方案也可根据本书"疼痛相关疾病药物治疗策略检索图"中"普通人群→神经病理性疼痛→表 3-22 糖尿病性周围神经病理性疼痛的药物治疗策略"检索。

Question2 患者使用普瑞巴林治疗,应如何确定用药疗程?

根据本节"表 3-22 糖尿病性周围神经病理性疼痛的药物治疗策略",糖尿病性周围神经病变的药物治疗应根据患者疼痛改善情况确定用药疗程。一、二线治疗药物常常需要几周的时间才能达到较好的镇痛效果,4~8 周是糖尿病性周围神经病变药物治疗的基本疗程,若患者治疗 4 周后疼痛缓解满意,可逐渐减停普瑞巴林,药物减停周期为 2 周,若减量过程中出现疼痛反复,则需恢复减量前的用药剂量继续治疗 2 周后再行减量。

该方案也可根据本书"疼痛相关疾病药物治疗策略检索图"中"普通人群→神经病理性疼痛→表 3-22 糖尿病性周围神经病理性疼痛的药物治疗策略"检索。

案例 2	
基本资料	女,60 岁,身高 166cm,体重 65kg
主诉	右侧下眼睑及上颌部发作性疼痛 7 天
现病史	患者 7 天前无明显诱因下出现右侧下眼睑及上颌部发作性疼痛,呈电击样痛,持续时间 10~20 秒,可自行好转,洗脸、刷牙、吃饭可触发疼痛,自行用药后疼痛缓解不佳
既往史	7 年前行子宫切除术
检查	专科检查:疼痛发作时 VAS 评分 9,电击样疼痛,每天发作 7~8 次,右上颌部、上牙龈触痛(+)、压痛(+);MR(头颅岩尖部薄层扫描)示:两侧三叉神经及右侧面听神经与周围血管关系密切;生化全套:GOT 17.8U/L、GPT 24.2U/L、肌酐 53μmol/L

续表

案例2	
既往用药史	卡马西平400mg,t.i.d.
入院诊断	原发性三叉神经痛
治疗过程	入院后继续予卡马西平400mg,t.i.d.治疗,加用加巴喷丁胶囊,第一天300mg,q.d.,第二天300mg,b.i.d.,第三天300mg,t.i.d.,5天后患者疼痛缓解,予出院,出院后继续镇痛治疗

Question1 患者使用卡马西平400mg,t.i.d.是否合理?

患者诊断为"原发性三叉神经痛",疼痛发作时VAS评分9,电击样疼痛,每天发作7~8次,疼痛部位集中在右上颌部、上牙龈触痛处。根据本节"表3-24 三叉神经痛的药物治疗策略",卡马西平是治疗三叉神经痛的首选药物,初始剂量为200~400mg/d,逐渐加量至疼痛缓解,最大日剂量1 200mg。患者肝功能正常,无卡马西平用药禁忌,因此,卡马西平使用合理。

该方案也可根据本书"疼痛相关疾病药物治疗策略检索图"中"普通人群→神经病理性疼痛→表3-24 三叉神经痛的药物治疗策略"检索。

Question2 患者予卡马西平联合加巴喷丁镇痛治疗是否合理?

患者使用卡马西平用量400mg,t.i.d.,已达最大日剂量,疼痛控制依然不佳,即一线治疗药物效果不佳。根据本节"表3-24 三叉神经痛的药物治疗策略",可联用加巴喷丁/拉莫三嗪/普瑞巴林进行治疗,加巴喷丁用法用量:初始剂量100~300mg,p.o.,q.d./b.i.d./t.i.d.,最大日剂量1 800mg。该患者的用药方案合理。

该方案也可根据本书"疼痛相关疾病药物治疗策略检索图"中"普通人群→神经病理性疼痛患者→表3-24 三叉神经痛的药物治疗策略"检索。

案例 3	
基本资料	女,72 岁,身高 152cm,体重 50kg
主诉	右腰腹部及腹股沟区疱疹后疼痛 8 个月余
现病史	患者 8 个月前无诱因下出现右腰腹部及腹股沟区疼痛,呈持续性抽痛,阵发性加重。随后疼痛部位出现淡红色水疱,散在簇集分布,无破溃
既往史	否认既往病史
检查	VAS 评分 6,腹部平软,无压痛,无反跳痛,右侧腰腹部相当于 T10~12 肋间神经以及 L1 神经支配区有色素沉着,以 T10~12 肋间神经支配区色素沉着较重,色素沉着区域不过中线,局部皮肤感觉较健侧敏感,触痛(+)、压痛(+),生理反射存在,病理反射未引出;生化全套:GOT 10.6U/L,GPT 21.4U/L,eGFR 108.9ml/(min·1.73m^2)
既往用药史	否认既往用药史
入院诊断	带状疱疹后神经痛
治疗过程	入院后盐酸曲马多 50mg,p.o.,b.i.d.,加巴喷丁 300mg,p.o.,q.d.,根据患者疼痛情况调整剂量,入院 1 周后用药方案调整为盐酸曲马多 50mg,p.o.,b.i.d.,加巴喷丁 600mg,p.o.,t.i.d.,VAS 评分 2,疼痛缓解满意后出院,出院后继续镇痛治疗

Question1 患者入院后镇痛治疗方案是否合理?

患者诊断为"带状疱疹后神经痛",根据本节"表 3-25 带状疱疹后神经痛的药物治疗策略",可联合应用抗惊厥药、抗抑郁药、中枢镇痛药、局部外用药治疗。患者无肾功能不全,抗惊厥药加巴喷丁剂量:初始剂量 100~300mg,p.o.,q.d./b.i.d./t.i.d.,用药前 3 天逐日增加剂量,最大日剂量 1 800mg;中枢镇痛药曲马多剂量:初始剂量 50mg,p.o./i.m./i.v.,q.d./b.i.d./t.i.d.,最大日剂量 400mg。患者未联用相同机制的镇痛药物,镇痛方案合理。

　　该方案也可根据本书"疼痛相关疾病药物治疗策略检索图"中"普通人群→神经病理性疼痛→表 3-25 带状疱疹后神经痛的药物治疗策略"检索。

　　Question2　如何确定该患者的用药疗程？

　　根据本节"带状疱疹后神经痛的药物治疗"部分的介绍，带状疱疹后神经痛在药物有效缓解疼痛后仍要维持治疗至少2 周，2 周后根据患者情况逐渐减少药物剂量直至停药，避免立即停药。根据本节"表 3-25 带状疱疹后神经痛的药物治疗策略"，该患者使用两种药物联合镇痛，疼痛缓解两周后可以先减少二线治疗药物曲马多的剂量至逐渐停药，减停周期 1~2 周，若停药后疼痛未加重，可逐渐减少加巴喷丁剂量，减停周期为 1~2 周。若药物减停过程中疼痛加重，需要返回至减量前的用药剂量继续维持治疗。

　　该方案也可根据本书"疼痛相关疾病药物治疗策略检索图"中"普通人群→神经病理性疼痛→表 3-25 带状疱疹后神经痛的药物治疗策略"检索。

参考文献

［1］中华医学会糖尿病学分会 . 中国 2 型糖尿病防治指南 (2017 年版). 中华糖尿病杂志 , 2018, 10 (1): 4-67.

［2］中国医师协会神经内科医师分会疼痛和感觉障碍专委会 . 糖尿病性周围神经病理性疼痛诊疗专家共识 . 中国疼痛医学杂志 , 2018, 24 (8): 561-567.

［3］POP-BUSUI R, BOULTON A J, FELDMAN E L, et al. Diabetic neuropathy: a position statement by the American Diabetes Association. Diabetes Care, 2017, 40 (1): 136-154.

［4］ANG L, JAISWAL M, MARTIN C, et al. Glucose control and diabetic neuropathy: lessons from recent large clinical trials. Curr Diab Rep, 2014, 14 (9): 528.

［5］TESFAYE S, BOULTON A J, DYCK P J, et al. Diabetic neuropathies:

update on definitions, diagnostic criteria, estimation of severity, and treatments. Diabetes Care, 2010, 33 (10): 2285-2293.

［6］赵志刚，杨俊朋，边蓉蓉.糖尿病神经病变检查方法的选择及诊断分层的思考.中华糖尿病杂志，2014, 6 (4): 205-207.

［7］FINNERUP N B, ATTAL N, HAROUTOUNIAN S, et al. Pharmacotherapy for neuropathic pain in adults: a systematic review and meta-analysis. Lancet Neurol, 2015, 14 (2): 162-173.

［8］中华医学会神经外科学分会功能神经外科学组.三叉神经痛诊疗中国专家共识.中华外科杂志，2015, 53 (9): 657-664.

［9］带状疱疹后神经痛诊疗共识编写专家组.带状疱疹后神经痛诊疗中国专家共识.中国疼痛医学杂志，2016, 22 (3): 161-167.

［10］ATTAL N, CRUCCU G, BARON R, et al. EFNS guidelines on the pharmacological treatment of neuropathic pain: 2010 revision. Eur J Neurol, 2010, 17 (9): 1113-e88.

第四节　头痛的药物治疗

头痛是一种常见的疼痛性疾病，2004年国际头痛学会发布的《国际头痛疾病分类(第二版)》将头痛分为原发性头痛和继发性头痛。原发性头痛又分为偏头痛、紧张性头痛、丛集性头痛、三叉自主神经性头痛和其他原发性头痛，其中前3种最为常见。

偏 头 痛

偏头痛是一种常见的慢性神经血管性疾病，表现为反复发作、一侧或双侧搏动性的剧烈头痛，且多发生于偏侧头部，同时可合并自主神经系统功能障碍如恶心、呕吐、畏光和畏声等症状。偏头痛目前无法根治，但可被有效控制，应帮助患者建立科学和理性的防治观念和目标，保持健康的生活方式，避免诱发因素。

偏头痛的药物治疗分为急性发作期治疗和预防性治疗。

偏头痛的药物治疗目标,见表3-26。

表3-26　偏头痛的药物治疗目标

	适用范围	治疗目标
急性发作期治疗	所有类型的偏头痛发作	快速、持续镇痛,减少头痛再发生,恢复患者的正常生活状态
预防性治疗	频繁发作的偏头痛	降低偏头痛发作频率、减轻发作程度、缩短发作的持续时间、增加急性发作期治疗效果

偏头痛急性发作期的药物治疗策略

偏头痛急性发作期的治疗药物可分为终止头痛发作的药物和缓解伴随症状的药物。其中,终止头痛发作的药物又可分为非特异性药物和特异性药物,非特异性药物指对所有疼痛都可能有效的药物,特异性药物指仅对偏头痛有效的药物。

偏头痛急性发作期的药物治疗策略,见表3-27。

表3-27　偏头痛急性发作期的药物治疗策略

分类	用药剂量	治疗策略
非特异性药物	■ 解热镇痛药 对乙酰氨基酚:500~1 000mg/4~6h,p.o.,最大日剂量2 000mg 　■ NSAID 布洛芬:400~600mg,p.o.,b.i.d./t.i.d.,最大日剂量2 400~3 600mg 双氯芬酸:25~50mg,p.o.,b.i.d./t.i.d.,最大日剂量75~150mg 美洛昔康:7.5~15mg,p.o.,q.d.,最大日剂量7.5~15mg 氯诺昔康:8mg,p.o.,t.i.d.,最大日剂量24mg 塞来昔布:100~200mg,p.o.,q.d./b.i.d.,最大日剂量200~400mg 依托考昔:30~120mg,p.o.,q.d.,最大日剂量120mg	方案一 阶梯法:偏头痛发作时先采用非特异性药物,如疗效不佳可加用特异性药物,如曲普坦类、麦角胺类等 方案二 分层法:根据疼痛发作程度及对头痛治疗药物的既往反应来

分类	用药剂量	治疗策略
特异性药物	■ **选择性 5-HT$_1$ 受体*激动剂** 舒马普坦:首次 50mg,p.o.,单次最大剂量 100mg,最大日剂量 200mg 佐米曲普坦:2.5mg/5mg,p.o.,可 2 小时后重复给药 1 次,最大日剂量 10mg 利扎曲普坦:5~10mg,p.o.,每次用药的时间间隔至少为 2 小时,最大日剂量 30mg 纳拉曲普坦:2.5mg,p.o.,可于 4 小时后重复给药,最大日剂量 5mg 依立曲普坦:20mg/40mg,p.o.,可于 2 小时后重复给药,最大日剂量 80mg ■ **非选择性 5-HT$_1$ 受体激动剂** 二氢麦角胺:1mg,i.m./i.h.,最大日剂量 3mg,一周不超过 6mg 麦角胺:单次 2mg 舌下含服,必要时可每 30 分钟给药 1 次,最大日剂量 6mg,一周不超过 10mg	选择药物,如轻中度疼痛可选择非特异性药物;严重疼痛可选择特异性药物 ■ **疗程** 为预防药物过量导致的头痛,NSAID 单药制剂的使用在 1 个月内不能累积超过 15 天;麦角胺类、曲坦类、NSAID 复合制剂不能累积超过 10 天

注:*5-HT$_1$ 受体是指 5-羟色胺受体 1 亚型;若首选单一用药治疗无效,可联用不同机制的镇痛药或选用复方制剂。

注意事项:

■ 药物应在偏头痛的早期足量使用。

■ 有严重的恶心和呕吐时,应选择胃肠外给药。

■ 除表 3-27 中所列的常用药物外,还可使用止吐药、胃肠促动药和神经镇静药等,以缓解伴随症状。止吐药甲氧氯普胺应在服用急性偏头痛治疗药物前 10~20 分钟使用,10~20mg,i.m./10mg,p.o.。胃肠促动药多潘立酮用于偏头痛前驱期,偏头痛前驱期是指头痛发作前数小时至数日,患者可出现抑郁、欣快、不安、嗜睡、畏光、畏声、嗅觉过敏、厌食、腹泻、口渴等症状的时期,多潘立酮在前驱期的给药剂量为30mg。当使用表3-27中的常规治疗药物无效后,可使用神经镇静药氯丙嗪12.5mg,i.v.,必要时30分钟后可重复使用或使用抗精神病药氟哌利多2.5mg,i.v./i.m.。

偏头痛急性发作期药物治疗有效性判断标准

偏头痛急性发作期药物治疗有效性判断标准包括以下几方面:2小时后无痛;2小时后疼痛改善,由中重度疼痛转为轻度或无痛(或VAS评分下降50%以上);疗效具有可重复性,3次发作中有2次以上治疗有效;在治疗成功后的24小时内无头痛再发生或无须再次服药。

偏头痛预防性药物治疗策略

若偏头痛患者每月头痛发作频率2次以上,或连续2个月中每月接受急性期治疗6~8次以上,头痛严重影响患者生活质量、工作和学业,急性期药物治疗无效或患者无法耐受,存在频繁、长时间或令患者极度不适的先兆症状,存在偏头痛性脑梗死、偏瘫性偏头痛、伴有脑干先兆偏头痛亚型、偏头痛发作持续72小时以上等情况时,需要考虑预防性治疗。

偏头痛预防性药物治疗策略,见表3-28。

表3-28　偏头痛预防性药物治疗策略

药物种类	用药方案	治疗策略
β受体拮抗剂(首选药物)	普萘洛尔:40~240mg/d,p.o.,b.i.d./t.i.d./q.i.d. 美托洛尔:50~100mg,p.o.,b.i.d.	■ 药物治疗应从小剂量单药开始,缓慢加量至合适剂量,同时注意ADR
钙通道阻滞剂(首选药物)	氟桂利嗪:10mg,q.n. 维拉帕米:180~240mg,q.d.	■ 对每种药物给予足够的观察期以判断疗效,一般观察期为4~8周
抗抑郁药	阿米替林:10~20mg/d,可以与β受体拮抗剂合用	

续表

药物种类	用药方案	治疗策略
抗癫痫药	丙戊酸钠:小剂量开始,2~3周内逐渐增加至 250~500mg,q.d. 托吡酯:第一周 25mg/d,每周增加 25mg/d,第四周增加到最大剂量 100mg/d,若患者不耐受 100mg/d,可减到 75mg/d 或 50mg/d	■ 若预防性治疗无效,且患者没有明显的 ADR,可增加药物剂量;否则,应换用第二种预防性治疗药物 ■ 有效的预防性治疗需要持续约 6 个月,之后可缓慢减量至停药。若再次频繁发作,可重新使用原先有效的药物
抗氧化剂	维生素 B_2、α-硫辛酸、辅酶 Q_{10} 等	

注:同类药物不宜联用。

紧张性头痛

紧张性头痛又称肌收缩性头痛,是一种常见的原发性头痛,急性发作时表现为头部紧束样或压迫性疼痛,通常为双侧头痛。起病时可能与心理应激有关,转为慢性形式后常无明显的心理因素,若头痛持续存在,可能诱发焦虑抑郁状态。

紧张性头痛药物治疗策略,见表 3-29。

表 3-29 紧张性头痛药物治疗策略

临床情况	用药方案
紧张性头痛 急性发作期	■ NSAID 布洛芬:首次 800mg,p.o.,1~2 小时后可复给予 400mg,最大日剂量 3 600mg ■ 对乙酰氨基酚 500~1 000mg,p.o.,最大日剂量 2 000mg

续表

临床情况	用药方案
慢性紧张性头痛	■ 抗抑郁药 阿米替林:30~75mg,p.o.,q.n./b.i.d./t.i.d.,最大日剂量 300mg 文拉法辛:25mg,p.o.,b.i.d./t.i.d.,最大日剂量 225mg ■ 肌肉松弛药 乙哌立松:50mg,p.o.,t.i.d. ■ 选择性 5-HT$_1$ 受体激动剂 舒马普坦:首次 50mg,p.o.,单次最大剂量 100mg,最大日剂量 200mg

注:紧张性头痛急性发作期,可采用 NSAID 或对乙酰氨基酚单一用药,也可应用复合制剂。慢性紧张性头痛首选单药治疗,疗效不佳时可考虑联用不同作用机制的药物。

丛集性头痛

丛集性头痛属于特发性头痛疾病,因头痛在一段时间内密集发作而得名,又称偏头痛性神经痛、组胺性头痛等。许多丛集性头痛患者会周期性地经历头痛反复发作的丛集期,丛集期为 2 周~3 个月,通常发作持续 15~180 分钟,头痛可自行缓解,也可通过吸入纯氧 7~12L/min 缓解,而在其他时间即非丛集期没有头痛发作,部分患者存在慢性症状。

通常,丛集性头痛的治疗可分为发作期治疗和预防性治疗。
丛集性头痛发作期药物治疗策略

丛集性头痛发作期药物治疗首选选择性 5-HT$_1$ 受体激动剂,如曲普坦类,单用疗效不佳时可换用或联用局麻药或麦角胺类药物。药物治疗效果不佳时,可使用枕大神经阻滞等介入疗法。

丛集性头痛发作期药物治疗策略,见表 3-30。

表 3-30 丛集性头痛发作期药物治疗策略

药物种类	用药方案
选择性 5-HT$_1$ 受体激动剂	舒马普坦：首次 50mg，p.o.，单次最大剂量 100mg，最大日剂量 200mg 佐米曲普坦：2.5mg/5mg，p.o.，可 2 小时后重复给药 1 次，最大日剂量 10mg
局麻药	10% 利多卡因：滴鼻给药
麦角胺类	麦角胺：初始剂量 2mg，可每 30 分钟重复 1 次，最大日剂量 6mg，最大周剂量 10mg

注：缺血性心血管疾病、脑卒中、变异型心绞痛、未控制的动脉性高血压、妊娠患者，避免使用表中列出的选择性 5-HT$_1$ 受体激动剂。

丛集性头痛预防性药物治疗策略

一旦头痛进入丛集期，即反复发作期，应立即开始预防性药物治疗。

丛集性头痛预防性药物治疗策略，见表 3-31。

表 3-31 丛集性头痛预防性药物治疗策略

药物种类	用药方案
钙通道阻滞剂	维拉帕米：120~480mg，p.o.，b.i.d./t.i.d.，最大日剂量 1 200mg
糖皮质激素	泼尼松：60mg，p.o.，早晨顿服，至少给药 5 天，接着每天减量 10mg 至逐渐停药
碳酸锂	初始剂量 300mg，p.o.，b.i.d./t.i.d.，根据血浆锂浓度每 4~5 天增加一次剂量；维持剂量 900~1 200mg/d，应监测血浆锂浓度且不应超过 1.2mmol/L（1.2mEq/L）

注：预防性药物治疗首选钙通道阻滞剂或糖皮质激素，疗效不佳时再使用表中其他种类的药物。

📖 案例

案例	
基本资料	男,35 岁,身高 175cm,体重 68kg
主诉	发作性头痛 14 年,再发 1 天
现病史	患者 14 年前开始出现阵发性头痛发作,发作多于劳累和紧张后出现,多为额部胀痛,持续 0.5 小时以上,并伴恶心、呕吐,口服对乙酰氨基酚 500mg 后头痛缓解。就诊前 2 天再发头痛,持续 0.5 小时以上,多次服用对乙酰氨基酚疼痛仍不缓解,遂至门诊就诊
既往史	否认既往病史
检查	神志清,颅神经体征阴性,四肢肌张力正常,腱反射(+),双侧病理征(−),感觉及共济均正常。颅脑 MR 未见异常,心电图、血常规、生化全套、心脏彩超等均未见异常
既往用药史	对乙酰氨基酚 500mg,p.o.,头痛发作时服用
诊断	偏头痛
治疗过程	门诊予舒马普坦 50mg,p.o.,头痛发作时用药,最大日剂量 200mg,患者用药治疗 2 天后,头痛未再发作

Question1 患者既往使用对乙酰氨基酚治疗,是否合理?

患者诊断为"偏头痛",根据本节"表 3-27 偏头痛急性发作期的药物治疗策略",偏头痛发作时可先采用非特异性药物,如疗效不佳可加用特异性药物。非特异性药物包括对乙酰氨基酚和 NSAID,对乙酰氨基酚用法用量:500~1 000mg/4~6h,p.o.,最大日剂量 2 000mg。患者既往使用对乙酰氨基酚治疗,头痛可缓解,使用剂量未超最大日剂量,用药合理。

该方案也可根据本书"疼痛相关疾病药物治疗策略检索图"中"普通人群→慢性非癌性疼痛患者→头痛→表 3-27 偏头痛急性发作期的药物治疗策略"检索。

Question2 予舒马普坦治疗患者偏头痛,用药是否合理?

患者本次头痛发作,使用对乙酰氨基酚效果不佳,根据本节"表 3-27 偏头痛急性发作期的药物治疗策略",偏头痛发作时先可先采用非特异性药物,如疗效不佳可加用特异性药物。特异性药物包括选择性 5-HT$_1$ 受体激动剂和非选择性 5-HT$_1$ 受体激动剂,舒马普坦属于选择性 5-HT$_1$ 受体激动剂,用法用量为首次 50mg,p.o.,单次最大剂量 100mg,最大日剂量 200mg。因此,该患者的舒马普坦用药方案合理。

该方案也可根据本书"疼痛相关疾病药物治疗策略检索图"中"普通人群→慢性非癌性疼痛患者→头痛→表 3-27 偏头痛急性发作期的药物治疗策略"检索。

参考文献

[1] 头痛分类和诊断专家共识组 . 头痛分类和诊断专家共识 . 中华神经科杂志 , 2007, 40 (7): 493-495.

[2] 中华医学会疼痛学分会头面痛学组 . 中国偏头痛防治指南 . 中国疼痛医学杂志 , 2016, 10: 721-727.

[3] International Headache Society. International classification of headache disorders. 3rd ed. Cephalalgia, 2018, 38 (1): 1-211.

[4] Canadian Headache Society. Canadian headache society guideline: acute drug therapy for migraine headache. Can J Neurol Sci, 2013, 40 (5 Suppl 3): S1-S80.

[5] International Headache Society. Guidelines of the International Headache Society for controlled trials of acute treatment of migraine attacks in adults: Fourth edition. Cephalalgia, 2019, 26: 1-24.

[6] American Headache Society. Treatment of cluster headache: The American Headache Society evidence-based guidelines. Headache, 2016, 56 (7): 1093-1106.

[7] American Academy of Neurology. Evidence-based guideline update: pharmacologic treatment for episodic migraine prevention in adults: report of the quality standards subcommittee of the American Academy of

Neurology and the American Headache Society. Neurology, 2012, 78 (17): 1337-1345.

［8］European Federation of Neurological Societies. EFNS guideline on the treatment of tension-type headache-report of an EFNS task force. Eur J Neurol, 2010, 17: 1318-1325.

［9］National Institute for Health and Clinical Excellence. Diagnosis and management of headaches in young people and adults. BMJ, 2012, 19: e5765.

［10］European Federation of Neurological Societies. EFNS guideline on the drug treatment of migraine-revised report of an EFNS task force. Eur J Neurol, 2009, 16 (9): 968-981.

［11］Latin American Expert Group. Latin American consensus on guidelines for chronic migraine treatment. Arq Neuropsiquiatr, 2013, 71 (7): 478-486.

［12］中国医师协会神经内科医师分会. 前庭性偏头痛诊治专家共识 (2018). 中国疼痛医学杂志, 2018, 24 (7): 481-488.

第五节　颈椎病疼痛的药物治疗

颈椎病是指颈椎椎间盘退行性改变及其继发的相邻结构病理改变累及周围组织结构,并出现与影像学改变相应的临床表现的疾病。

根据不同组织结构受累而导致的临床表现,可将颈椎病分为颈型、神经根型、脊髓型和其他型。颈椎病的预防重点是保持合乎生理要求的生活和工作体位的生活习惯,非药物治疗包括头颈牵引、物理治疗与运动疗法等。非手术治疗为颈型、神经根型以及其他型颈椎病的基本治疗方案,脊髓型颈椎病需要进行手术治疗。

评　估

首先采用 VAS/NRS/Wong-Baker 面部表情疼痛评分法对颈椎病患者的疼痛程度进行评估,同时使用 ID 疼痛问卷或 NPSI 筛查患者的疼痛性质是否为神经病理性疼痛。对于疼痛时间超过 6 个月的患者,可使用 SF-36 评估疼痛对患者生活质量和情绪的影响。

药物治疗策略

　　当患者采用非药物治疗方式效果不佳或颈椎病引发的疼痛影响患者日常生活时,应尽快开始药物治疗。NSAID 是颈椎病治疗的首选药物,当药物治疗效果不佳时,可进行神经阻滞治疗,若疗效依然不佳则需手术治疗。

　　颈椎病疼痛的药物治疗策略,见表 3-32。

表 3-32　颈椎病疼痛的药物治疗策略

药物种类	用药方案	治疗策略
NSAID	布洛芬:400~600mg,p.o.,b.i.d./t.i.d.,最大日剂量 3 600mg 双氯芬酸:25~50mg,p.o.,b.i.d./t.i.d.,最大日剂量 150mg 美洛昔康:7.5~15mg,p.o.,q.d.,最大日剂量 15mg 塞来昔布:100~200mg,p.o.,q.d./b.i.d.,最大日剂量 400mg 依托考昔:30~120mg,p.o.,q.d.,最大日剂量 120mg	■ 首选治疗药物 ■ NSAID 单药治疗疗效不佳时,可联用其他不同机制的镇痛药 ■ 不同 NSAID 不宜联用
中枢镇痛药	曲马多:初始剂量 50mg,p.o./i.m./i.v.,q.d./b.i.d./t.i.d.,最大日剂量 400mg	VAS>4,疼痛影响睡眠或日常生活时使用
三环类抗抑郁药	阿米替林:初始剂量 10~25mg,q.d./b.i.d./t.i.d.,最大日剂量 150mg	■ 疼痛性质为神经病理性疼痛时使用
抗惊厥药	普瑞巴林:初始剂量 25~75mg,q.d./b.i.d./t.i.d.,最大日剂量 600mg 加巴喷丁:初始剂量 100~300mg,q.d./b.i.d./t.i.d.,最大日剂量 3 600mg	■ 可以与 NSAID 联用 ■ 治疗有效后不可突然停药,需要 1~2 周逐渐减量

续表

药物种类	用药方案	治疗策略
肌肉松弛药	乙哌立松：50mg，p.o.，t.i.d. 巴氯芬：10~25mg，p.o.，t.i.d.	■ 合并肩背部肌肉痉挛时使用 ■ 需与其他作用机制镇痛药联用
神经营养药	甲钴胺 0.5mg，p.o.，t.i.d.	■ 需与其他作用机制镇痛药联用

注：同类药物不宜联用。若患者的疼痛评估结果为 VAS<4，疼痛不影响睡眠，ID 疼痛问卷 /NPSI 结果提示患者为非神经病理性疼痛时，可根据患者使用的具体药物采用适宜的减量停药方案，并开始非药物治疗或生活方式干预。

📖 案例

案例 1	
基本资料	女，60 岁，身高 158cm，体重 52.5kg
主诉	颈部酸痛伴双上肢疼痛半年
现病史	患者约半年前无诱因出现颈部疼痛，疼痛呈酸胀感，逐渐加重，伴双上肢疼痛麻木，以右上肢症状为重，无走路踩棉花感，无低热盗汗，来院就诊
既往史	否认既往病史
检查	T 36.5℃，P 75 次 /min，R 18 次 /min，BP 127/65mmHg 专科查体：VAS 评分 5。颈椎生理弯曲存在，颈椎活动度轻度受限，颈 4~6 棘间压痛(+)，颈 4~6 双侧椎旁压痛(+)，双侧冈上肌压痛(−)，双侧冈下肌压痛(−)，双侧斜方肌压痛(−)，双肩胛骨内侧缘压痛(−)，压顶试验(−)，双上肢肌力 5 级，双上肢感觉麻木疼痛 颈椎 MR 示：颈椎生理弧度略变直，部分椎体边缘骨质增生，C4~5、C5~6 椎间盘轻度向后方突出，硬膜囊略受压
既往用药史	否认既往用药史

续表

案例1	
入院诊断	颈椎病
治疗过程	患者入院时 VAS 评分 5,入院后给予依托考昔片 60mg, p.o.,q.d.,甲钴胺片 0.5mg,p.o.,t.i.d.。其间给予颈椎椎间孔神经阻滞一次,神经阻滞药物为:2% 盐酸利多卡因注射液＋醋酸泼尼松注射液＋生理盐水。经治疗后,VAS 评分 1,患者好转出院

Question1　患者入院后如何制定镇痛方案?

患者诊断为"颈椎病",根据本节"表 3-32 颈椎病疼痛的药物治疗策略",可选择 NSAID、肌肉松弛药、神经营养药等药物进行治疗。NSAID 是颈椎病治疗的首选药物,当药物治疗效果不佳时,可进行神经阻滞治疗,若疗效依然不佳则需手术治疗。

该方案也可根据本书"疼痛相关疾病药物治疗策略检索图"中"普通人群→慢性非癌性疼痛患者→颈椎病疼痛→表 3-32 颈椎病疼痛的药物治疗策略"检索。

Question2　患者使用依托考昔片是否合理?

根据本节"表 3-32 颈椎病疼痛的药物治疗策略",NSAID 为颈椎病疼痛的一线用药,根据本书第二章第二节"表 2-4 NSAID 胃肠道风险评估表"评估患者的胃肠道 ADR 发生风险,该患者 <65 岁,但同时治疗神经阻滞的药物中有糖皮质激素,患者为胃肠道 ADR 中风险;根据本书第二章第二节 NSAID 心脑血管病风险评估网址中的 China-PAR 风险评估模型评估患者心脑血管事件发生风险,患者为心脑血管事件低风险;根据"表 2-6 合并胃肠道和心脑血管风险患者 NSAID 选用策略",患者可选用选择性 COX-2 特异性抑制剂。依托考昔属于选择性 COX-2 抑制剂,剂量 30~120mg,p.o.,q.d.,最大日剂量

120mg,该患者药物使用合理。

该方案也可根据本书"疼痛相关疾病药物治疗策略检索图"中"普通人群→慢性非癌性疼痛患者→颈椎病疼痛→表 3-32 颈椎病疼痛的药物治疗策略"检索。

案例 2	
基本资料	女,56 岁,身高 160cm,体重 62.5kg
主诉	颈部酸痛伴双上肢麻木 5 个月
现病史	患者约 5 个月前无诱因出现颈部疼痛,疼痛呈酸胀感,近 2 周加重,伴双上肢麻木,以左上肢症状为重,无走路踩棉花感,无低热盗汗,来院就诊
既往史	否认既往病史
检查	T 36.8℃,P 72 次/min,R 18 次/min,BP 115/55mmHg 专科查体:VAS 评分 6。颈椎生理弯曲存在,颈椎活动度轻度受限,颈 4~6 棘间压痛(+),颈 4~6 双侧椎旁压痛(+),双侧冈上肌压痛(−),双侧冈下肌压痛(−),双侧斜方肌压痛(−),双肩胛骨内侧缘压痛(−),压顶试验(−),双上肢肌力 5 级,双上肢感觉麻木疼痛 NPSI:神经病理性疼痛
既往用药史	否认既往用药史
入院诊断	颈椎病
治疗过程	患者入院时 VAS 评分 6,入院后给予曲马多 50mg,p.o.,b.i.d.,布洛芬 300mg,p.o.,b.i.d.,普瑞巴林 75mg,p.o.,b.i.d.。经治疗后,VAS 评分 1,患者好转出院

Question1　患者入院后的镇痛方案是否合理?

患者诊断为"颈椎病",双上肢伴麻木,以左上肢症状为重,VAS 评分 6。根据本节"表 3-32 颈椎病疼痛的药物治疗策略",可选择 NSAID、肌肉松弛药、神经营养药等药物进行治疗。NSAID 是颈椎病治疗的首选;该患者疼痛评估结果为

VAS>4,疼痛影响睡眠或日常生活,可以联用曲马多进行治疗;患者 NPSI 提示合并神经病理性疼痛,可联用加巴喷丁或普瑞巴林或三环类抗抑郁药进行治疗。因此,该患者选择的镇痛方案合理。

该方案也可根据本书"疼痛相关疾病药物治疗策略检索图"中"普通人群→慢性非癌性疼痛→颈椎病疼痛→表 3-32 颈椎病疼痛的药物治疗策略"检索。

Question2　普瑞巴林胶囊的用药剂量应如何确定?

患者通过 NPSI 评估疼痛,评估结果提示合并神经病理性疼痛,根据本节"表 3-32 颈椎病疼痛的药物治疗策略",可选择抗惊厥药进行治疗。普瑞巴林属于抗惊厥药,初始剂量 25~75mg,q.d./b.i.d./t.i.d.,最大日剂量 600mg。普瑞巴林胶囊的初始剂量 75mg,p.o.,b.i.d.,若麻木感缓解明显,可继续使用该剂量治疗 2~4 周后根据疼痛情况逐渐停药,若麻木感缓解不佳且未出现不可耐受的 ADR,可在一周内将普瑞巴林的剂量逐步调整至 150mg,p.o.,b.i.d.,可根据疼痛缓解情况和耐受情况继续调整剂量,最大不超过 300mg,p.o.,b.i.d.,维持治疗 2~4 周后根据疼痛情况逐渐停药。

该方案也可根据本书"疼痛相关疾病药物治疗策略检索图"中"普通人群→慢性非癌性疼痛→颈椎病疼痛→表 3-32 颈椎病疼痛的药物治疗策略"检索。

参考文献

[1] 李德爱,张文彬,严敏.临床疼痛药物治疗学.北京:人民卫生出版社,2015.

[2] 倪家骧,段红光,裴爱珍.颈源性疼痛诊疗学.北京:人民军医出版社,2005.

[3] 中华外科杂志编辑部.颈椎病的分型、诊断及非手术治疗专家共识(2018).中华外科杂志,2018,56(6):401-402.

［4］WHITE B D, BUXTON N, FITZGERALD J J. Anterior cervical foramenotomy for cervical radiculopathy. Br J Neurosurg, 2007, 21 (4): 370-374.

［5］神经病理性疼痛诊疗专家组 . 神经病理性疼痛诊疗专家共识 . 中国疼痛医学杂志 , 2013, 19 (12): 705-708.

［6］神经根型颈椎病诊疗规范化研究专家组 . 神经根型颈椎病诊疗规范化的专家共识 . 中华外科杂志 , 2015, 53 (12): 812-814.

［7］MCCARTNEY S, BASKERVILLE R, BLAGG S, et al. Cervical radiculopathy and cervical myelopathy: diagnosis and management in primary care. Br J Gen Pract, 2018, 68 (666): 44-46.

第六节　腰背痛的药物治疗

腰背痛是很多疾病常见和共有的症状,常见病因如外伤、骨质疏松症等。本节主要介绍诱发腰背痛的最常见疾病的疼痛治疗,包括腰椎间盘突出症疼痛与非特异性腰背痛。

腰椎间盘突出症疼痛

腰椎间盘突出症是由于退行性病变或外力作用,使腰椎间盘纤维环破裂、髓核突出,压迫神经根、血管、脊髓、马尾神经等而产生以腰痛、下肢放射痛为主要表现的疾病。

腰椎间盘突出症的疼痛评估

首先采用 VAS/NRS/Wong-Baker 面部表情疼痛评分法对腰椎间盘突出症患者的疼痛程度进行评估,同时使用 ID 疼痛问卷或 NPSI 筛查患者的疼痛性质是否为神经病理性疼痛。对于疼痛时间超过 6 个月的患者,可使 SF-36 评估疼痛对患者生活质量和情绪的影响。

腰椎间盘突出症疼痛的药物治疗策略

NSAID 是腰椎间盘突出症疼痛的首选治疗药物,用药前需根据本书第二章第二节的评估流程评估用药风险后使用。若患者的疼痛评估结果为 VAS<4 分,疼痛不影响睡眠,ID 疼痛问卷／NPSI 评估结果提示为非神经病理性疼痛时,可逐渐停药,采取非药物治疗或生活方式干预。

腰椎间盘突出症疼痛的药物治疗策略,见表 3-33。

表 3-33 腰椎间盘突出症疼痛的药物治疗策略

药物种类	用药方案	治疗策略
解热镇痛药	对乙酰氨基酚:500mg,p.o.,q.4h.~q.6h.,最大日剂量 2g	■ 首选 NSAID 治疗 ■ 首选口服给药方式 ■ 对 NSAID 禁忌的患者,可使用对乙酰氨基酚替代 ■ 不同 NSAID 不宜联用
NSAID	布洛芬:400~600mg,p.o.,b.i.d./t.i.d.,最大日剂量 3 600mg 双氯芬酸:25~50mg,p.o.,b.i.d./t.i.d.,最大日剂量 150mg 美洛昔康:7.5~15mg,p.o.,q.d.,最大日剂量 15mg 塞来昔布:100~200mg,p.o.,q.d./b.i.d.,最大日剂量 400mg 依托考昔:30~120mg,p.o.,q.d.,最大日剂量 120mg	
中枢性镇痛药	曲马多:p.o./i.m./i.v.,初始剂量 50mg,q.d./b.i.d./t.i.d.,最大日剂量 400mg	■ VAS>4 分,疼痛影响睡眠或日常生活时使用 ■ 可与 NSAID 或对乙酰氨基酚联用
阿片类药物	吗啡、羟考酮、氢吗啡酮、芬太尼等	■ VAS>7 分,严重疼痛影响睡眠或日常生活时使用 ■ 不耐受曲马多的患者也可使用

药物种类	用药方案	治疗策略
抗惊厥药	普瑞巴林:初始剂量 25~75mg,p.o.,q.d./b.i.d./t.i.d.,最大日剂量 600mg 加巴喷丁:初始剂量 100~300 mg,p.o.,q.d./b.i.d./t.i.d.,最大日剂量 3 600mg	■ 疼痛性质为神经病理性疼痛或患者影像学检查结果提示腰椎间盘突出压迫神经时使用 ■ 可与 NSAID 联用 ■ 治疗有效后不可突然停药,需 1~2 周逐渐减量
糖皮质激素	甲泼尼龙:40mg,硬膜外注射	缺乏统一标准,不作为首选治疗方法

注:可选择机制不同的镇痛药物联用,NSAID 与糖皮质激素联用可能增加患者胃肠道 ADR 风险,常规不推荐联用,一定需要联合给药时应联用 PPI,症状缓解后停止 NSAID 与糖皮质激素联合用药。

非特异性腰背痛

腰背痛(low back pain,LBP)是一类严重影响患者生活质量的常见病症,可导致患者运动功能障碍,甚至丧失生活自理能力。临床上将病因不明的,以除脊柱特异性疾病及神经根性疼痛以外其他原因引起的肋缘下、臀横纹以上及两侧腋中线之间区域内的疼痛与不适,伴或不伴大腿牵涉痛为症状的腰背痛,定义为非特异性腰背痛。根据病程长短,非特异性腰背痛分为急性非特异性腰背痛和慢性非特异性腰背痛。

急性非特异性腰背痛的药物治疗策略

急性非特异性腰背痛指病程小于 6 周的非特异性腰背痛,通常具有自限性,6 周内约有 90% 的患者出现好转,2%~7% 的患者会发展为慢性非特异性腰背痛。

急性非特异性腰背痛临床表现多样,发病较急,多伴有机械性外力损害,如搬提重物、扭转腰部等;疼痛程度多较为剧烈,可伴局限性或弥漫性压痛;腰椎活动多可引发腰背痛,伴或不伴有下肢放射性疼痛;多数患者有腰部僵硬感、活动受限或协调能力下降。

急性非特异性腰背痛的药物治疗策略,见表3-34。

表3-34 急性非特异性腰背痛的药物治疗策略

药物种类	用药方案	治疗策略
NSAID	布洛芬:400~600mg,p.o.,b.i.d./t.i.d.,最大日剂量3 600mg 双氯芬酸:25~50mg,p.o.,b.i.d./t.i.d.,最大日剂量150mg 美洛昔康:7.5~15mg,p.o.,q.d.,最大日剂量15mg 塞来昔布:100~200mg,p.o.,q.d./b.i.d.,最大日剂量400mg 依托考昔:30~120mg,p.o.,q.d.,最大日剂量120mg	▪ 首选NSAID ▪ 单用NSAID无效时,联合肌肉松弛药 ▪ 同类药物不宜联用 ▪ 患者疼痛缓解后可停药

肌肉松弛药	▪ 苯二氮䓬类药物
	  地西泮:5~10mg,q.n.
	▪ 非苯二氮䓬类药物
	  乙哌立松:50mg,p.o.,t.i.d.
	  巴氯芬:10~25mg,p.o.,t.i.d.	

慢性非特异性腰背痛的药物治疗策略

慢性非特异性腰背痛是指病因不明、病程持续12周以上,除脊柱特异性疾病及神经根性疼痛以外原因所引起的肋缘以下、臀横纹以上及两侧腋中线之间区域内的疼痛与不适,伴或不伴大腿牵涉痛。

慢性非特异性腰背痛以腰背部、腰骶部疼痛为主要表现。多数患者可同时伴有腰部无力、僵硬感、活动受限或协调性下降,严重者可发生睡眠障碍。弯腰、久坐、久站后疼痛加重,卧床休息后减轻或消失。

慢性非特异性腰背痛的治疗有非药物治疗和药物治疗。非药物治疗方法包括物理／康复治疗和认知行为疗法等。

慢性非特异性腰背痛的药物治疗策略,见表 3-35。

表 3-35　慢性非特异性腰背痛的药物治疗策略

药物种类	用药方案	治疗策略
NSAID	布洛芬:400~600mg,p.o.,b.i.d./t.i.d.,最大日剂量 3 600mg 双氯芬酸:25~50mg,p.o.,b.i.d./t.i.d.,最大日剂量 150mg 美洛昔康:7.5~15mg,p.o.,q.d.,最大日剂量 15mg 塞来昔布:100~200mg,p.o.,q.d./b.i.d.,最大日剂量 400mg 依托考昔:30~120mg,p.o.,q.d.,最大日剂量 120mg	■ 首选药物 ■ 连续使用一般不建议超过 3 个月
肌肉松弛药	■ 非苯二氮䓬类药物 乙哌立松:50mg,p.o.,t.i.d. 巴氯芬:10~25mg,p.o.,t.i.d. ■ 苯二氮䓬类药物 地西泮:5~10mg,p.o.,q.n.	■ 对合并肌肉痉挛者可酌情使用肌肉松弛药 ■ 首选非苯二氮䓬类药物 ■ 常与 NSAID 联用
中枢性镇痛药	曲马多:初始剂量 50mg,p.o./i.m./i.v.,q.d./b.i.d./t.i.d.,最大日剂量 400mg	■ 单用 NSAID 疗效不佳时可以选用 ■ 可与 NSAID 联用
阿片类药物	吗啡、羟考酮、氢化吗啡酮、芬太尼等	■ 不作为首选,使用前权衡利弊 ■ 单用 NSAID 疗效不佳或不能耐受中枢镇痛药时可以选用

续表

药物种类	用药方案	治疗策略
抗抑郁药	阿米替林：初始剂量 10~25mg,p.o.,q.d./ b.i.d./t.i.d.,最大日剂量 150mg	■ 疼痛影响睡眠或患者合并抑郁情绪时使用 ■ 治疗有效后不可突然停药,需 1~2 周逐渐减量

注:同类药物不宜联用。患者合并有肾脏疾病、青光眼、慢性阻塞性肺疾病、心衰等疾病或妊娠时禁用阿米替林。

案例

案例 1

基本资料	女,69 岁,身高 160cm,体重 54.5kg
主诉	腰痛 12 年,加重伴左臀及左下肢痛 1 年
现病史	1 年前出现腰部酸胀痛较前加重,伴左臀及左下肢后侧疼痛,疼痛可放射至左足底,走路、弯腰可加重,卧床休息可缓解。同时出现间歇性跛行,下蹲休息后可缓解。至当地医院就诊,给予推拿、服用双氯芬酸钠后症状稍有缓解。病程中间断发作腰痛,偶有左下肢酸胀痛,给予牵引、针灸等治疗后疼痛缓解
既往史	患者 12 年前劳累后出现腰部疼痛,疼痛为酸胀痛,弯腰可加重,卧床休息可缓解,未治疗
检查	腰椎 MR 示:L4 椎体轻度前滑脱;腰椎退变伴椎间盘变性;L4~5 椎间盘突出,伴椎管狭窄;L3~5 棘间韧带水肿 VAS 评分 4,疼痛性质为麻木样疼痛
既往用药史	否认特殊药物服用史
入院诊断	腰椎间盘突出症

案例1	
治疗过程	患者入院后行"经皮椎间孔镜下椎间盘切除术",注射用泮托拉唑钠 40mg,iv.gtt,q.d.,双氯芬酸钠 75mg,p.o.,q.d.,加巴喷丁 300mg,p.o.,t.i.d.,经手术和用药治疗后,VAS 评分降至 1,不影响睡眠和正常日常活动,予出院

Question1 患者术后使用双氯芬酸钠缓释片 75mg,q.d. 治疗是否合理?

患者诊断为"腰椎间盘突出症",根据本节"表 3-33 腰椎间盘突出症疼痛的药物治疗策略",首选 NSAID 进行治疗。根据本书第二章第二节"表 2-4 NSAID 胃肠道风险评估表"评估患者的胃肠道 ADR 发生风险,该患者 >65 岁,无其他胃肠道合并疾病,为胃肠道 ADR 中风险;根据本书第二章第二节 NSAID 心脑血管病风险评估网址 China-PAR 风险评估模型评估患者心血管事件发生风险,患者为心脑血管事件低风险;根据本书第二章第二节"表 2-6 合并胃肠道和心脑血管风险患者 NSAID 选用策略",患者可选用选择性 COX-2 抑制剂或非选择性 COX 抑制剂 + PPI。双氯芬酸钠属于非选择性 COX 抑制剂,剂量 25~50mg,p.o.,b.i.d./t.i.d.,最大日剂量 150mg,同时联用 PPI 泮托拉唑钠 40mg,iv.gtt,q.d.,该患者药物使用合理。

该方案也可根据本书"疼痛相关疾病药物治疗策略检索图"中"普通人群→慢性非癌性疼痛→腰背痛→表 3-33 腰椎间盘突出症疼痛的药物治疗策略"检索。

Question 2 患者入院后使用加巴喷丁胶囊的镇痛方案是否合理?

根据患者疼痛评估结果,结合辅助检查,可判断患者的疼痛性质为神经病理性疼痛。根据本节"表 3-33 腰椎间盘突出症疼痛的药物治疗策略",可选用抗惊厥药治疗。加巴喷丁属于抗惊厥药,患者肾功能正常,加巴喷丁的初始剂量100~300mg,p.o.,q.d./b.i.d./t.i.d.,最大日剂量3 600mg,该患者的加巴喷丁用药方案合理。

该方案也可根据本书"疼痛相关疾病药物治疗策略检索图"中"普通人群→慢性非癌性疼痛→腰背痛→表3-33腰椎间盘突出症疼痛的药物治疗策略"检索。

案例2	
基本资料	女,80岁,身高154cm,体重60kg
主诉	腰部酸痛1年,腰痛加重及左下肢痛1周
现病史	患者1年前搬重物后出现腰部酸痛,疼痛时轻时重,未予处理。患者1周前活动后出现双侧腰部明显酸痛,伴腰部活动受限,休息时疼痛稍缓解,劳动后疼痛加重。有行走困难,疼痛放射至左小腿
既往史	有高血压病史10年
检查	VAS评分6,疼痛性质主要为酸痛,伴放射痛,局部麻木感,腰椎活动轻度受限,L3~5棘间、棘突压痛(+)、L3~5椎体叩痛(+),L3~5双侧椎旁压痛(+),双侧臀中肌压痛(−),双侧坐骨神经出口压痛(−),双下肢肌肉压痛(−),双侧屈髋试验(−),双侧直腿抬高试验(+),加强试验(+),双侧"4"字征试验(−),挺腹试验(+)。双下肢肌力和感觉正常
既往用药史	患者口服苯磺酸氨氯地平5mg,q.d.,氯沙坦钾氢氯噻嗪(每片含氯沙坦钾50mg+氢氯噻嗪12.5mg)1片,q.d.,控制血压,血压控制在<150/90mmHg
入院诊断	①腰椎间盘突出症;②高血压1级
治疗过程	入院后予普瑞巴林75mg,b.i.d.,p.o.,曲马多50mg,q12h.,p.o.,塞来昔布200mg,q.d.,p.o.。入院第3天行"经皮椎间盘微创消融术+椎间盘臭氧减压术",经手术和用药治疗后,VAS评分降至1,已不影响睡眠和正常日常活动,予出院

Question1　患者使用塞来昔布进行治疗是否合理?

患者诊断为"①腰椎间盘突出症;②高血压1级",根据本节"表 3-33 腰椎间盘突出症疼痛的药物治疗策略",NSAID 为首选治疗药物。根据本书第二章第二节"表 2-4 NSAID 胃肠道风险评估表"评估患者的胃肠道 ADR 发生风险,患者 >65 岁,无其他胃肠道合并疾病,为胃肠道 ADR 中风险;根据本书第二章第二节 NSAID 心脑血管病风险评估网址中的 China-PAR 风险评估模型评估患者心脑血管事件发生风险,患者有高血压 10 年,血压控制良好,为心脑血管事件中风险;根据本书第二章第二节"表 2-6 合并胃肠道和心脑血管风险患者 NSAID 选用策略",患者可选用选择性 COX-2 抑制剂或非选择性 COX 抑制剂 +PPI 或非选择性 COX 抑制剂 + 米索前列醇。患者 80 岁,应尽量精简药物,所以可选用选择性 COX-2 抑制剂塞来昔布 100~200mg,p.o.,q.d./b.i.d.,最大日剂量 400mg。综上,患者塞来昔布使用合理。

该方案也可根据本书"疼痛相关疾病药物治疗策略检索图"中"普通人群→慢性非癌性疼痛→腰背痛→表 3-33 腰椎间盘突出症疼痛的药物治疗策略"检索。

Question2　患者使用普瑞巴林胶囊进行治疗是否恰当?

患者的疼痛性质主要为酸痛,伴放射痛,局部麻木感,提示合并神经病理性疼痛。根据本节"表 3-33 腰椎间盘突出症疼痛的药物治疗策略",可使用加巴喷丁或普瑞巴林进行治疗。与加巴喷丁相比,普瑞巴林为线性药代动力学,起效快,剂量滴定周期短,对于高龄患者推荐首选普瑞巴林,初始剂量 25~75mg,p.o.,q.d./b.i.d./t.i.d.,最大日剂量 600mg,该患者普瑞巴林使用合理。

该方案也可根据本书"疼痛相关疾病药物治疗策略检索图"中"普通人群→慢性非癌性疼痛→腰背痛→表 3-33 腰椎间盘突出症疼痛的药物治疗策略"检索。

参考文献

［1］ QASEEM A, WILT T J, MCLEAN R M, et al. noninvasive treatments for acute, subacute, and chronic low back pain: a clinical practice guideline from the american college of physicians. Ann Intern Med, 2017, 166 (7): 514-530.

［2］ SCOTT K, JEFFREY S, WILLIAM O, et al. Diagnosis and treatment of degenerative lumbar spinal stenosis. Spine J, 2013, 13 (7): 734-743.

［3］ PATEL E A, PERLOFF M D. radicular pain syndromes: cervical, lumbar, and spinal stenosis. Semin Neurol, 2018, 38 (6): 634-639.

［4］ 中国康复医学会脊柱脊髓专业委员会专家组 . 中国急 / 慢性非特异性腰背痛诊疗专家共识 . 中国脊柱脊髓杂志 , 2016, 26 (12): 1134-1138.

［5］ 周谋望 , 岳寿伟 , 何成奇 , 等 . "腰椎间盘突出症的康复治疗"中国专家共识 . 中国康复医学杂志 , 2017, 32 (2): 129-135.

第七节　软组织疼痛的药物治疗

软组织疼痛是人体肌肉、韧带、筋膜、滑膜、关节囊等组织及周围神经血管的损伤或疾病所引起的疼痛,其疼痛性质多为炎性疼痛。本节主要介绍几种常见的引起全身软组织疼痛的疾病的疼痛药物治疗,包括肌筋膜炎、纤维肌痛综合征、特发性炎性肌病及软组织损伤,针对以上疾病原发病的治疗也有助于缓解疼痛。

肌筋膜炎疼痛

肌筋膜炎是一种慢性、全身疼痛性疾病,主要表现为筋膜和肌肉因无菌性炎症产生的粘连,局部肌肉紧张、发硬。

肌筋膜炎的治疗分为非药物治疗与药物治疗,非药物治疗包括热疗、电疗、超声波治疗、离子导入治疗、氟化碳喷射冷冻治疗等。药物治疗效果不理想的情况下可采取手术治疗。

肌筋膜炎疼痛的药物治疗策略,见表 3-36。

表 3-36　肌筋膜炎疼痛的药物治疗策略

给药方式	用药方案	治疗策略
外用药物	吡罗昔康贴:外用,1 贴 /1~2d 氟比洛芬贴:外用,b.i.d.	■ 疼痛部位明确时首选外用药物 ■ 外用药物疗效不佳时换用口服药物 ■ 肌肉松弛药对肌肉痉挛诱发的疼痛效果明显,可与外用或口服 NSAID 联用 ■ 因肌肉痉挛或疼痛影响睡眠,可睡前服用地西泮,需要联合 NSAID ■ 疼痛缓解后可停药;治疗 5~7 天后疼痛仍不缓解需再次就诊评估疼痛原因
口服药物	■ 解热镇痛药 对乙酰氨基酚:500mg,p.o.,q.4h.~q.6h.,最大日剂量 2 000mg ■ NSAID 布洛芬:400~600mg,p.o.,b.i.d./t.i.d.,最大日剂量 2 400~3 600mg 双氯芬酸:25~50mg,p.o.,b.i.d./t.i.d.,最大日剂量 150mg 美洛昔康:7.5~15mg,p.o.,q.d.,最大日剂量 15mg 塞来昔布:100~200mg,p.o.,q.d./b.i.d.,最大日剂量 400mg 依托考昔:30~120mg,p.o.,q.d.,最大日剂量 120mg ■ 肌肉松弛药 乙哌立松:50mg,p.o.,t.i.d. 巴氯芬:10~25mg,p.o.,t.i.d. 地西泮:5~10mg,p.o.,q.n.	
神经阻滞药物	■ 常用局麻药与糖皮质激素联用 1% 普鲁卡因 /1% 利多卡因 /0.25% 布比卡因,局部注射 2~10ml 泼尼松龙 25mg/ 地塞米松 5mg/ 醋酸泼尼松龙 12.5~25mg	

注:表中同类药物不宜联用。

纤维肌痛综合征疼痛

纤维肌痛综合征（fibromyalgia syndrome，FMS）是一组病因不明的以全身广泛性疼痛和明显躯体不适为主要特征的临床综合征，常伴有疲劳、睡眠障碍、晨僵以及抑郁、焦虑等精神症状。

FMS 可分为原发性和继发性两类。前者为特发性，不合并任何器质性疾病；后者继发于骨关节炎、类风湿关节炎、系统性红斑狼疮等各种风湿性疾病，也可继发于甲状腺功能减退、恶性肿瘤等非风湿性疾病。

目前 FMS 仍以药物治疗为主，辅以非药物治疗。抗抑郁药为治疗 FMS 的首选药物，可明显缓解疼痛、改善睡眠、调整全身状态，但对压痛点的改善效果不理想，可与其他种类的镇痛药联用，非药物治疗包括患者宣教、认知行为治疗、水浴疗法、有氧训练等。

纤维肌痛综合征疼痛的药物治疗策略，见表 3-37。

表 3-37　纤维肌痛综合征疼痛的药物治疗策略

药物种类	用药方案
三环类抗抑郁药	阿米替林：初始剂量 12.5~25mg/d，最大日剂量 150mg
SNRI	度洛西汀：初始剂量 30~60mg/d，最大日剂量 60mg 文拉法辛：初始剂量 37.5mg/d，最大日剂量 225mg
5-HT 再摄取抑制剂	氟西汀：初始剂量 20mg，2 周后若疗效不明显，可增量至 40mg 舍曲林：50mg/d，最大日剂量 200mg 帕罗西汀：20mg/d，最大日剂量 50mg
MAOI	吗氯贝胺：100~150mg，p.o.，b.i.d./t.i.d.，最大日剂量 600mg
肌肉松弛药	环苯扎林：初始剂量 10mg 睡前口服，可逐步增加至 10mg，b.i.d./t.i.d.
抗惊厥药	普瑞巴林：初始剂量 25~75mg，q.d./b.i.d./t.i.d.，最大日剂量 600mg

续表

药物种类	用药方案
中枢镇痛药	曲马多：初始剂量 50mg，p.o./i.m./i.v.，q.d./b.i.d./t.i.d.，最大日剂量 400mg

注：MAOI 禁止与阿米替林、SNRI 及哌替啶、可待因等联用；同类药物不宜联用。药物治疗期间，每 1~2 周评估疗效，根据患者的疼痛缓解情况、对 ADR 的耐受程度等调整药物治疗方案。

特发性炎性肌病疼痛

特发性炎性肌病是一组以四肢近端肌肉受累为突出表现的异质性疾病，其中以多发性肌炎（polymyositis，PM）和皮肌炎（dermatomyositis，DM）最为常见。PM 主要见于成人，儿童罕见；DM 可见于成人和儿童。

对称性四肢近端肌无力是 PM/DM 的特征性表现，约 50% 的患者同时伴有肌痛或肌压痛。除了使用免疫抑制剂针对特发性炎性肌病的治疗，镇痛治疗对缓解症状、提高患者生活质量非常重要。

特发性炎性肌病疼痛的药物治疗策略，见表 3-38。

表 3-38　特发性炎性肌病疼痛的药物治疗策略

给药方式	用药方案
口服药物	■ 解热镇痛药 对乙酰氨基酚：500mg，p.o.，q.4h.~q.6h.，最大日剂量 2 000mg ■ NSAID 布洛芬：400~600mg，p.o，b.i.d./t.i.d.，最大日剂量 3 600mg 双氯芬酸：25~50mg，p.o.，b.i.d./t.i.d.，最大日剂量 150mg 美洛昔康：7.5~15mg，p.o.，q.d.，最大日剂量 15mg 塞来昔布：100~200mg，p.o.，q.d./b.i.d.，最大日剂量 400mg 依托考昔：30~120mg，p.o.，q.d.，最大日剂量 120mg

续表

给药方式	用药方案
神经阻滞 药物	■ 常用局麻药与糖皮质激素联用 1% 普鲁卡因 /1% 利多卡因 /0.25% 布比卡因, 局部注射 2~ 10ml+ 泼尼松龙 25mg/ 地塞米松 5mg/ 醋酸泼尼松龙 12.5~25mg

注: 首选口服药物进行治疗, 口服药物治疗效果不理想时可选用神经阻滞治疗; 对乙酰氨基酚可与 NSAID 联用; NSAID 之间不宜联用。药物治疗期间, 每 1~2 周评估疗效, 根据患者的疼痛缓解情况、对 ADR 的耐受程度等调整药物治疗方案。表中局麻药浓度为配制后终浓度。

软组织损伤疼痛

软组织损伤是指皮肤、肌肉、皮下组织、肌腱、韧带、滑膜等柔软组织损伤和一部分周围神经、血管和软骨等的损伤, 其可表现为局部症状和全身症状。局部症状主要表现为疼痛、肿胀和功能障碍, 全身症状有昏厥、发热、休克、感染等。急性创伤造成的软组织损伤除了局部症状外还伴有全身症状, 慢性劳损以局部症状为主。

软组织损伤疼痛性质多为胀痛、隐痛、活动痛, 疼痛范围在受损处及其周围, 劳损造成的软组织损伤疼痛范围较大, 伴有牵涉痛。若患者伴有明显的外伤, 需要首先止血、抗休克、清创、缝合等。

软组织损伤疼痛的药物治疗策略, 见表 3-39。

表 3-39　软组织损伤疼痛的药物治疗策略

给药方式	用药方案
口服给药	■ 解热镇痛药 对乙酰氨基酚: 500mg, p.o., q.4h.~q.6h., 最大日剂量 2 000mg

给药方式	用药方案
口服给药	■ NSAID 布洛芬:400~600mg,p.o.,b.i.d./t.i.d.,最大日剂量 3 600mg 双氯芬酸:25~50mg,p.o.,b.i.d./t.i.d.,最大日剂量 150mg 美洛昔康:7.5~15mg,p.o.,q.d.,最大日剂量 15mg 塞来昔布:100~200mg,p.o.,q.d./b.i.d.,最大日剂量 400mg 依托考昔:30~120mg,p.o.,q.d.,最大日剂量 120mg ■ 中枢镇痛药 曲马多:50~200mg,p.o./i.m./i.v.,q.d./b.i.d./t.i.d.,最大日剂量 400mg
神经阻滞药物	常用局麻药与糖皮质激素联用 1% 利多卡因 5ml+地塞米松 5mg

注:药物治疗首选对乙酰氨基酚或 NSAID,两者可单用或联合,当疗效不佳时考虑联合中枢镇痛药。口服给药疗效不佳时选用神经阻滞治疗,神经阻滞治疗可与口服给药联合应用。疼痛缓解后即可停药。表中局麻药浓度为配制后终浓度。

📖 案例

案例 1	
基本资料	女,63 岁,身高 165cm,体重 65kg
主诉	腰背部疼痛 6 个月余,加重 1 个月
现病史	患者 6 个月前无明显诱因下出现腰背部持续性酸胀痛,近 1 个月疼痛加重,有时影响睡眠,同时伴弯腰受限,于我院门诊就诊
既往史	有高血压病史 2 年,服用厄贝沙坦片,血压控制在 <130/80mmHg

案例1	
检查	VAS评分4。腰椎活动可,T10-S1棘间压痛(+)、叩痛(+)、椎旁压痛(+),双骶髂关节压痛(+),双侧臀中肌压痛(+),两侧坐骨结节压痛(-),两侧坐骨神经出口压痛(+),双侧屈髋试验(-),双侧直腿抬高试验(-),两侧"4"字征(-),双侧胫神经弹拨试验(-),挺腹试验(+),双下肢感觉肌力正常,生理反射存在,病理反射未引出
既往用药史	厄贝沙坦片150mg,p.o.,q.d.
入院诊断	①肌筋膜炎;②高血压1级
治疗过程	门诊予口服双氯芬酸钠75mg,q.d.,乙哌立松50mg,t.i.d.,1周后门诊复诊,疼痛明显好转,停药

Question1 如何确定该患者的疼痛治疗方案?

患者诊断为"①肌筋膜炎;②高血压1级",患者查体示T10-S1棘间压痛(+)、叩痛(+)、椎旁压痛(+),双骶髂关节压痛(+),双侧臀中肌压痛(+),疼痛范围大,疼痛不影响睡眠。根据本节"表3-36肌筋膜炎疼痛的药物治疗策略",结合患者情况,故选用口服NSAID与肌肉松弛药联合给药治疗疼痛,疼痛缓解后可停药。

该方案也可根据本书"疼痛相关疾病药物治疗策略检索图"中"普通人群→慢性非癌性疼痛→软组织疼痛→表3-36肌筋膜炎疼痛的药物治疗策略"检索。

Question2 患者使用双氯芬酸钠是否合理?

根据本书"表3-36肌筋膜炎疼痛的药物治疗策略",NSAID是治疗肌筋膜炎的主要治疗药物。根据本书第二章第二节"表2-4 NSAID胃肠道风险评估表"和NSAID心脑血管病风险评估网址中的China-PAR风险评估模型分别评估患者的胃肠道ADR发生风险和心脑血管事件发生风险,患者为胃肠道 ADR 低风险、心脑血管事件低风险；根据本书第二章第二节"表 2-6 合并胃肠道和心脑血管风险患者 NSAID 选用策略"，患者可选用非选择性 COX 抑制剂或选择性 COX-2 抑制剂。双氯芬酸钠是非选择性 COX 抑制剂，患者无相关用药禁忌，双氯芬酸钠使用合理。

该方案也可根据本书"疼痛相关疾病药物治疗策略检索图"中"普通人群→慢性非癌性疼痛→软组织疼痛→表 3-36 肌筋膜炎疼痛的药物治疗策略"检索。

案例 2	
基本资料	女,55 岁,身高 163cm,体重 57kg
主诉	反复全身多处疼痛 5 年余,加重 1 个月
现病史	患者于 5 年前因家中变故出现全身多处疼痛,累及颈肩、胸、腰及右侧上下肢,以腰背部、胸背部酸胀疼痛及冷痛为主,偶有刺痛不适。情绪紧张、焦虑、失眠,天冷时症状显著加重,翻身略受限。1 个月前患者因情绪波动,上述症状复发,疼痛较前加重,伴左上肢酸胀疼痛
既往史	否认既往病史
检查	腰椎活动可,T8-S1 棘间压痛(+)、叩痛(+)、椎旁压痛(+),双骶髂关节压痛(+),双侧臀中肌压痛(+),两侧坐骨结节压痛(+),两侧坐骨神经出口压痛(+),双下肢感觉肌力正常,生理反射存在,病理反射未引出 血管超声:四肢动静脉血流通畅,未见明显狭窄及闭塞 生化全套:GPT 109.3IU/L↑,r- 谷氨酰转移酶(r-GT) 156.1IU/L↑
既往用药史	否认既往用药
入院诊断	纤维肌痛综合征
治疗过程	患者入院后给予阿米替林 12.5mg,q.n.,普瑞巴林 75mg,b.i.d. 进行治疗,用药 3 天后患者疼痛改善,睡眠、情绪改善不明显,调整药物剂量至阿米替林 25mg,q.n.,普瑞巴林 150mg,b.i.d.,患者睡眠改善,出院后继续药物治疗

Question1　如何确定该患者的疼痛治疗方案?

患者诊断为"纤维肌痛综合征",根据本节"表3-37 纤维肌痛综合征疼痛的药物治疗策略",可选用抗抑郁药、抗惊厥药、中枢镇痛药等进行治疗,患者疼痛发作与情绪密切相关,睡眠质量不佳,结合患者疼痛情况,选择抗抑郁药阿米替林联合抗惊厥药普瑞巴林,改善疼痛情和睡眠与情绪状态。

该方案也可根据本书"疼痛相关疾病药物治疗策略检索图"中"普通人群→慢性非癌性疼痛→软组织疼痛→表 3-37 纤维肌痛综合征疼痛的药物治疗策略"检索。

Question2　该患者的两种镇痛治疗药物的用药剂量是否恰当?

根据本节"表 3-37 纤维肌痛综合征疼痛的药物治疗策略",阿米替林联合普瑞巴林均需要从小剂量起始,根据患者的情况调整给药剂量。普瑞巴林初始剂量 25~75mg,p.o.,q.d./b.i.d./t.i.d.,最大日剂量 600mg;阿米替林初始剂量 12.5~25mg/d,最大日剂量 150mg。患者生化全套结果显示肝功能不全,根据本书第二章第四、五节对两种药物的介绍,阿米替林可能造成患者肝功能的进一步恶化,所以在用药过程中应每月监护患者的肝功能;普瑞巴林在肝功能不全患者中不需要进行额外的剂量调整。综上,两种镇痛药物的用药剂量恰当。

该方案也可根据本书"疼痛相关疾病药物治疗策略检索图"中"普通人群→慢性非癌性疼痛→软组织疼痛→表 3-37 纤维肌痛综合征疼痛的药物治疗策略"检索。

参考文献

[1] QASEEM A, WILT T J, MCLEAN R M, et al. Noninvasive treatments for acute, subacute, and chronic low back pain: a clinical practice guideline from the American College of Physicians. Ann Intern Med,

2017, 166 (7): 514-530.

［2］中华医学会神经病学分会 . 中国多发性肌炎诊治共识 . 中华神经科杂志 , 2015, 48 (11): 946-949.

［3］中华医学会风湿病学分会 . 多发性肌炎和皮肌炎诊断及治疗指南 . 中华风湿病学杂志 , 2010, 14 (12): 828-831.

［4］中华医学会风湿病学分会 . 纤维肌痛综合征诊断和治疗指南 . 中华风湿病学杂志 , 2011, 15 (8): 559-561.

［5］BELLUTTI E F, BADER M B, BAILDAM E, et al. Consensus-based recommendations for the management of juvenile dermatomyositis. Ann Rheum Dis, 2017, 76 (2): 1-12.

［6］FITZCHARLES M A, STE-MARIE P A, GOLDENBERG D L, et al. 2012 Canadian Guidelines for the diagnosis and management of fibromyalgia syndrome: executive summary. Pain Res Manag, 2013, 18 (3): 119-126.

第八节　骨关节疼痛的药物治疗

骨关节疼痛病因多样，多种关节疾病临床症状均可表现为骨关节疼痛。本节重点探讨骨关节炎、类风湿关节炎、强直性脊柱炎、痛风性关节炎导致的骨关节疼痛的治疗。

骨关节炎疼痛

骨关节炎（osteoarthritis，OA）是由多种因素引起关节软骨纤维化、皲裂、溃疡和脱失而导致的以关节疼痛为主要症状的退行性疾病，常累及膝关节、髋关节、脊柱和手等部位。

临床表现为缓慢进展的关节疼痛、压痛、僵硬、关节肿胀、活动受限和关节畸形等。根据病情轻重确定治疗策略，轻度骨关节炎患者首选非药物治疗，包括患者教育、运动及生活指导以及物理治疗三个方面。中重度骨关节炎患者可使用药物治疗。

骨关节炎疼痛的药物治疗策略，见表 3-40。

表 3-40　骨关节炎疼痛的药物治疗策略

临床情况	给药方式	治疗策略
轻度骨关节炎	局部用药	■ 双氯芬酸凝胶、氟比洛芬贴、辣椒碱乳膏等外用制剂
	全身用药	■ NSAID 布洛芬:400~600mg,p.o.,b.i.d./t.i.d.,最大日剂量3 600mg 双氯芬酸:25~50mg,p.o.,b.i.d./t.i.d.,最大日剂量150mg 美洛昔康:7.5~15mg,p.o.,q.d.,最大日剂量15mg 塞来昔布:100~200mg,p.o.,q.d./b.i.d.,最大日剂量400mg 依托考昔:30~120mg,p.o.,q.d.,最大日剂量120mg 艾瑞昔布:100mg,p.o.,b.i.d.,最大日剂量400mg
中 / 重度骨关节炎	局部用药	单关节或双关节急性发作的患者,可行关节腔注射长效糖皮质激素
	全身用药*	■ NSAID 口服,用药方案同前 ■ 中枢镇痛药 曲马多:初始剂量50mg,p.o.,q.d./b.i.d./t.i.d.,最大日剂量400mg ■ 阿片类药物

注:*中 / 重度骨关节炎急性疼痛发作的患者,当 NSAID 不能充分缓解疼痛或有用药禁忌时,可首先选用曲马多进行治疗,曲马多效果依然不佳时可使用口服阿片类药物,具体用药剂量见第二章第三节"阿片类药物剂量滴定"部分介绍。同类 NSAID 不宜联用,可以与曲马多或阿片类药物联用。

类风湿关节炎疼痛

类风湿关节炎是一种病因未明的慢性、以炎性滑膜炎为主的系统性疾病。其特征是手足小关节的多关节、对称性、侵袭性关节炎症,经常伴有关节外器官受累及血清类风湿因子阳性,可以导致关节畸形及功能丧失。类风湿关节炎的治疗包括非药物治疗与药物治疗。

类风湿关节炎疼痛的药物治疗策略,见表 3-41。

表 3-41 类风湿关节炎疼痛的药物治疗策略

临床情况	用药方案	治疗策略
轻度疼痛 (VAS<4/ 不影响睡眠和日常生活)	■ NSAID 布洛芬:400~600mg,p.o.,b.i.d./t.i.d.,最大日剂量 3 600mg 双氯芬酸:25~50mg,p.o.,b.i.d./t.i.d.,最大日剂量 150mg 美洛昔康:7.5~15mg,p.o.,q.d.,最大日剂量 15mg 塞来昔布:100~200mg,p.o.,q.d./b.i.d.,最大日剂量 400mg 依托考昔:30~120mg,p.o.,q.d.,最大日剂量 120mg	■ 首选 NSAID,疼痛缓解后可停药 ■ 当 NSAID 不能充分缓解疼痛或有用药禁忌时,可选用曲马多,曲马多效果依然不佳时可选用口服阿片类药物 ■ NSAID 可与曲马多或阿片类药物联用 ■ 若患者疼痛时间 >3 个月或合并精神症状,可联用阿米替林
中/重度疼痛 (VAS ≥ 4/ 影响睡眠和日常生活)	■ NSAID 用药方案同上述轻度疼痛 ■ 中枢镇痛药 曲马多:初始剂量 50mg,p.o./i.m./i.v.,q.d./b.i.d./t.i.d.,最大日剂量 400mg ■ 阿片类药物 ■ 抗抑郁药:阿米替林初始剂量 12.5~25mg/d,最大日剂量 150mg	

注:两种 NSAID 不宜联合给药,用药前应根据本书第二章第二节评估胃肠道和心脑血管事件风险后选择药物;阿片类药物具体用药剂量见第二章第三节"阿片类药物剂量滴定"部分介绍。阿米替林治疗有效不宜突然停药,需要 1~2 周逐渐减量停药。

强直性脊柱炎疼痛

强直性脊柱炎是脊柱关节炎的一种类型，是一种自身免疫性疾病，表现为背痛和进行性中轴骨的慢性炎症性疾病；也可累及髋关节、肩关节、周围关节、肌肉起止点及手指／脚趾。

强直性脊柱炎疼痛的药物治疗策略，见表 3-42。

表 3-42　强直性脊柱炎疼痛的药物治疗策略

临床情况	用药方案	治疗策略
轻度疼痛（VAS<4/不影响睡眠和日常生活）	■ NSAID 布洛芬：400~600mg，p.o.，b.i.d./t.i.d.，最大日剂量 3 600mg 双氯芬酸：25~50mg，p.o.，b.i.d./t.i.d.，最大日剂量 150mg 美洛昔康：7.5~15mg，p.o.，q.d.，最大日剂量 15mg 塞来昔布：100~200mg，p.o.，q.d./b.i.d.，最大日剂量 400mg 依托考昔：30~120mg，p.o.，q.d.，最大日剂量 120mg	■ 轻度疼痛可选择非药物治疗包括适当运动、物理治疗等 ■ 非药物治疗疗效不佳时首选 NSAID 治疗，疼痛缓解后可停药 ■ 当 NSAID 不能充分缓解疼痛或有用药禁忌时，可选用曲马多，曲马多效果依然不佳时可选用口服阿片类药物 ■ NSAID 可与曲马多或阿片类药物联用
中／重度疼痛（VAS ≥ 4/影响睡眠和日常生活）	■ NSAID 用药方案同上 ■ 中枢性镇痛药 曲马多：初始剂量 50mg，p.o./i.m./i.v.，q.d./b.i.d./t.i.d.，最大日剂量 400mg ■ 阿片类药物	

痛风性关节炎疼痛

痛风性关节炎是由尿酸盐沉积在关节囊、滑囊、软骨、骨质和其他组织中而引起损伤及炎性反应。其多有遗传因素，好发于 40 岁以上男性,多见于第一跖趾关节,亦可发生于其他较大关节,尤其是踝部与足部关节。痛风常在半夜或清晨发作,疼痛剧烈,难以忍受,所以除了对因的降尿酸治疗,急性发作期的疼痛治疗也十分关键。

痛风性关节炎疼痛的药物治疗策略,见表 3-43。

表 3-43 痛风性关节炎疼痛的药物治疗策略

临床分期	用药方案	治疗策略
急性发作期	■ NSAID 布洛芬:400~600mg,p.o.,b.i.d./t.i.d.,最大日剂量 3 600mg 双氯芬酸:25~50mg,p.o.,b.i.d./t.i.d.,最大日剂量 150mg 美洛昔康:7.5~15mg,p.o.,q.d.,最大日剂量 15mg 塞来昔布:100~200mg,p.o.,q.d./b.i.d.,最大日剂量 400mg 依托考昔:30~120mg,p.o.,q.d.,最大日剂量 120mg ■ 糖皮质激素 泼尼松:初始剂量 0.5mg/kg,p.o.,q.d./b.i.d.,至发作开始缓解后逐渐减量,通常 7~10 天停用 ■ 抗痛风药 秋水仙碱:每 1~2 小时口服 0.5~1mg,直至疼痛缓解或出现腹泻,最大日剂量 6mg,疗程 7 天	■ 急性发作期的疼痛治疗中,秋水仙碱可以和 NSAID 或糖皮质激素联用 ■ NSAID 有禁忌时可以选择糖皮质激素,用药时需监测血压、血糖等,并防止出现反跳现象,可以逐渐减量至停药 ■ 秋水仙碱 ADR 较多,需要关注患者的腹痛、腹泻,并监测血常规
间歇发作期	对于痛风反复发作的患者,可小剂量 NSAID 或秋水仙碱使用 1 个月,剂量同前	

📖 案例

案例 1	
基本资料	女,59 岁,身高 167cm,体重 65kg
主诉	双膝关节疼痛 1 年,加重 2 个月余
现病史	2 个月前自觉农忙后双膝部疼痛症状加重,影响日常生活及睡眠
既往史	1 年前劳累后出现双膝部疼痛,左膝较重,活动受限,久站、久行、上下楼梯等活动时加重,休息时疼痛可好转,蹲起困难。曾口服塞来昔布 200mg,q.d.,用药后,症状稍缓解
检查	左膝关节正侧位片:左膝关节退行性变 查左膝 MR:①左膝外侧半月板前角体积减小;②左胫骨平台骨髓水肿;③左前交叉韧带损伤可能;④左膝关节少量积液 疼痛评估结果:VAS 评分 4,双膝部疼痛、左侧为主,疼痛时活动受限
既往用药史	初发关节疼痛时口服塞来昔布 200mg,q.d.
入院诊断	骨关节炎
治疗过程	入院后给予塞来昔布 200mg,b.i.d.,帕瑞昔布 40mg,b.i.d.,碳酸钙 D_3 600mg,q.d.,骨化三醇 0.25μg,q.d.,氨基葡萄糖 500mg,t.i.d.,同时行 CT 定位下左膝关节腔注射术,经手术和用药治疗后,VAS 评分降至 2,不影响睡眠和正常日常活动,予出院

Question1 患者在入院后,使用塞来昔布 200mg,b.i.d. 治疗是否合理?

患者诊断为"骨关节炎",根据本节"表 3-40 骨关节炎疼痛的药物治疗策略",NSAID 是治疗骨关节炎首选治疗药物。根据本书第二章第二节"表 2-4 NSAID 胃肠道风险评估表"和NSAID 心脑血管病风险评估网址中的 China-PAR 风险评估模型分别评估患者的胃肠道 ADR 发生风险和心脑血管事件发生风险，患者为胃肠道 ADR 低风险、心脑血管事件低风险；根据本书第二章第二节"表 2-6 合并胃肠道和心脑血管风险患者 NSAID 选用策略"，患者可选用非选择性 COX 抑制剂或选择性 COX-2 抑制剂。该患者无 NSAID 的禁忌证，曾服用塞来昔布治疗有效，故此次入院可再次选用塞来昔布进行治疗。根据表 3-40，塞来昔布用法用量为：100~200mg，p.o.，q.d./b.i.d.，最大日剂量 400mg，综上，患者用药合理。

该方案也可根据本书"疼痛相关疾病药物治疗策略检索图→普通人群→慢性非癌性疼痛→骨关节疼痛→表 3-40 骨关节炎疼痛的药物治疗策略"检索。

Question2　患者选择帕瑞昔布和塞来昔布联合镇痛是否合适？

帕瑞昔布和塞来昔布均为 NSAID，通过抑制前列腺素的合成而发挥镇痛作用。NSAID 具有"封顶"效应，且此类药物血浆蛋白结合率高，不建议联合应用 2 种或 2 种以上的 NSAID。该患者术后给予帕瑞昔布钠联合塞来昔布，可能增加不良反应的风险，不建议联合使用。若患者使用 1 种 NSAID 镇痛效果不佳，根据本节"表 3-40 骨关节炎疼痛的药物治疗策略"，镇痛不足时可以选择非 NSAID 的其他镇痛药进行治疗，而不是合用 2 种 NSAID。

该方案也可根据本书"疼痛相关疾病药物治疗策略检索图→普通人群→慢性非癌性疼痛→骨关节疼痛→表 3-40 骨关节炎疼痛的药物治疗策略"检索。

案例 2	
基本资料	女，68 岁，身高 159cm，体重 55kg
主诉	全身多关节肿痛四十余年，加重 14 天

案例 2	
现病史	患者四十余年前，无明显诱因出现双手近指关节、双腕、双肘、颈肩、双膝、双踝关节肿痛，劳累时加重，伴晨僵，于外院诊断为类风湿关节炎，未规范治疗，服用地塞米松 5mg，q.d.，关节疼痛反复发作。2019 年改用泼尼松治疗，自行调整用量，患者右第三近指关节、右足关节逐渐变形，半个月前患者感右膝关节疼痛加重
既往史	高血压 5 年
检查	类风湿因子 517.2IU/ml，红细胞沉降率 75mm/h，环瓜氨酸肽（CCP）、抗角蛋白抗体（AKA）均阳性；右膝关节正侧位片：右膝关节退行性变、关节间隙变窄、软骨下骨硬化、关节缘骨赘形成；腰椎正侧位 + 骨盆 X 射线检查示：腰椎退行性变、L5/S1 椎间隙稍窄、两侧股骨头无菌性坏死并双髋关节退行性骨关节病；DAS28 评分 6.5；VAS 评分 5
既往用药史	苯磺酸氨氯地平 5mg，q.d.
入院诊断	①类风湿关节炎；②高血压
治疗过程	入院后给予塞来昔布 200mg，p.o.，b.i.d.，碳酸钙 D$_3$ 600mg，p.o.，q.d.，骨化三醇 0.25μg，p.o.，q.d.，氨基葡萄糖 500mg，p.o.，t.i.d. 对症治疗，用药治疗后，VAS 评分降至 2，不影响睡眠和正常日常活动，予出院

Question1 如何确定该患者的镇痛药物治疗方案？

患者诊断为"类风湿关节炎"，根据本节"表 3-41 类风湿关节炎疼痛的药物治疗策略"，类风湿关节炎导致的疼痛首选治疗药物为 NSAID。根据本书第二章第二节"表 2-4 NSAID 胃肠道风险评估表"评估患者的胃肠道 ADR 发生风险，患者长期使用糖皮质激素，年龄 >65 岁，患者为胃肠道 ADR 中风险；根据本书第二章第二节 NSAID 心脑血管病风险评估网址中的 China-PAR 风险评估模型评估患者心脑血管事件发生风险，患者有高血压病史 5 年,为心血管事件中风险;根据本书第二章第二节 "表 2-6 合并胃肠道和心脑血管风险患者 NSAID 选用策略",该患者可以使用选择性 COX-2 抑制剂,如塞来昔布或依托考昔进行治疗,用药期间监测患者血压。

该方案也可根据本书 "疼痛相关疾病药物治疗策略检索图→普通人群→慢性非癌性疼痛→骨关节疼痛→表 3-41 类风湿关节炎疼痛的药物治疗策略" 检索。

Question2　若该患者使用塞来昔布后疼痛控制不佳,应如何调整镇痛治疗方案?

若患者使用塞来昔布治疗后疼痛控制不佳,根据 "表 3-41 类风湿关节炎疼痛的药物治疗策略",患者可以合用曲马多治疗。曲马多剂量:初始剂量 50mg,p.o./i.m./i.v.,q.d./b.i.d./t.i.d,最大日剂量 400mg。后续可先给予曲马多 50mg,p.o.,q.12h.,若患者未出现不可耐受的 ADR 且疼痛缓解不满意,可继续加量至 400mg/d。

该方案也可根据本书 "疼痛相关疾病药物治疗策略检索图→普通人群→其他慢性非癌性疼痛→骨关节疼痛→表 3-41 类风湿关节炎疼痛的药物治疗策略" 检索。

案例 3	
基本资料	男,48 岁,身高 171cm,体重 59kg
主诉	反复腰骶部疼痛 3 年,右下肢疼痛 1 个月
现病史	患者 3 年前无明显诱因出现腰骶部疼痛,多于下午发作,无明显晨僵,活动不受限,起初未予重视,后反复发作,频率不固定,数天至数月 1 次,疼痛发作时自行使用外用药物后好转(具体药物不详)。1 个月前因劳累后再发腰骶部疼痛,伴双髋部疼痛,行走后加重,步行 10 米左右即需卧床休息,曾自服复方对乙酰氨基酚片疗效不佳
既往史	10 年前曾患消化性溃疡,治愈后未复发

续表

案例3	
检查	骶髂关节 CT 示骶髂关节炎Ⅳ级、HLAB-27 阳性、红细胞沉降率 33mm/h、VAS 评分 4
既往用药史	否认既往用药史
入院诊断	强直性脊柱炎

Question1　如何确定该患者的疼痛治疗方案?

患者诊断为"强直性脊柱炎",根据本节"表 3-42 强直性脊柱炎疼痛的药物治疗策略",首选 NSAID 缓解疼痛。根据本书第二章第二节"表 2-4 NSAID 胃肠道风险评估表"评估患者的胃肠道 ADR 发生风险,患者既往有消化性溃疡病史,为胃肠道 ADR 中风险;根据本书第二章第二节 NSAID 心脑血管病风险评估网址中的 China-PAR 风险评估模型评估患者心脑血管事件发生风险,患者为心血管事件低风险;根据本书第二章第二节"表 2-6 合并胃肠道和心脑血管风险患者 NSAID 选用策略",该患者可以使用选择性 COX-2 抑制剂,患者无其他合并疾病,可以使用依托考昔或塞来昔布进行治疗,具体给药剂量见表 3-42。

该方案也可根据本书"疼痛相关疾病药物治疗策略检索图→普通人群→慢性非癌性疼痛→骨关节疼痛→表 3-42 强直性脊柱炎疼痛的药物治疗策略"检索。

Question2　为何复方对乙酰氨基酚对该患者疗效较差?

复方对乙酰氨基酚的成分为对乙酰氨基酚、异丙安替比林、无水咖啡因,根据本书中第二章第一节,对乙酰氨基酚的解热、镇痛作用较好,但是无明显抗炎作用。强直性脊柱炎引起的关节疼痛为炎性导致的,因此使用抗炎作用较弱的对乙酰氨基酚治疗,疗效较差。

	案例 4	
基本资料	男,62岁,身高172cm,体重53kg	
主诉	右足第一跖趾关节红肿热痛3天	
现病史	近期大量进食海鲜,3天前开始出现右足第一跖趾关节红肿热痛,曾到外院检查治疗(具体情况不详),但症状无明显改善,且逐渐加重,1天前开始出现右足背红肿,夜间疼痛加剧,伴行走受限	
既往史	有"痛风"病史6年,多次发作,主要累及右足第一跖趾关节、踝关节等	
检查	血尿酸612.8μmol/L	
既往用药史	曾服药具体不详	
入院诊断	痛风	
治疗过程	入院后给予秋水仙碱0.5mg,t.i.d.,塞来昔布200mg,b.i.d.,苯溴马隆50mg,q.d.等治疗,4天后将秋水仙碱减量至0.5mg,q.d.。治疗后,患者疼痛缓解,予出院	

Question1　患者的疼痛药物治疗方案是否合理?

患者诊断为"痛风",根据本节"表3-43痛风性关节炎疼痛的药物治疗策略",秋水仙碱是有效治疗痛风急性发作的传统药物,一般首次剂量1mg,以后每1~2小时予0.5mg,24小时总量不超过6mg,在开始用药第1天,可合用NSAID,如选择性COX-2抑制剂塞来昔布。该患者入院后使用了秋水仙碱0.5mg,t.i.d.,联合塞来昔布200mg,b.i.d.进行治疗,考虑秋水仙碱的不良反应大,4天后秋水仙碱减量至0.5mg,q.d.使用,药物使用合理。

　　该方案也可根据本书"疼痛相关疾病药物治疗策略检索图"中"普通人群→慢性非癌性疼痛→骨关节疼痛→表 3-43 痛风性关节炎疼痛的药物治疗策略"检索。

　　Question2　如何确定该患者的疼痛治疗疗程?

　　根据本节"表 3-43 痛风性关节炎疼痛的药物治疗策略",可根据患者的疼痛缓解情况确定药物疗效,痛风急性发作时,秋水仙碱疗程一般为 7 天,若患者痛风反复发作,可考虑持续0.5mg,q.d. 小剂量给药。患者疼痛缓解后,塞来昔布即可停药,不需要长期服用。

　　该方案也可根据本书"疼痛相关疾病药物治疗策略检索图"中"普通人群→慢性非癌性疼痛→骨关节疼痛→表 3-43 痛风性关节炎疼痛的药物治疗策略"检索。

参考文献

［1］ BETHAN L R, SAMUEL W, RACHELLE B, et al. Australian and New Zealand evidence-based recommendations for pain management by pharmacotherapy in adult patients with inflammatory arthritis. Int J Rheum Dis, 2014, 17 (7): 738-748.

［2］ RINIE G, CÉCILE L O, ROBIN C, et al. EULAR recommendations for the health professional's approach to pain management in inflammatory arthritis and osteoarthritis. Ann Rheum Dis, 2018, 77 (6): 797-807.

［3］ 中华医学会风湿病学分会 . 类风湿关节炎诊断及治疗指南 . 中华风湿病学杂志 , 2018, 57 (4): 242-251.

［4］ 中华医学会风湿病学分会 . 强直性脊柱炎诊断及治疗指南 . 中华风湿病学杂志 , 2010, 14 (8): 557-559.

［5］ FITZGERALD J D, DALBETH N, MIKULS T, et al. 2020 american college of rheumatology guideline for the management of gout. Arthritis Care Res, 2020, 72 (6): 744-760.

［6］ 中华医学会骨科学分会关节外科学组 . 骨关节炎诊疗指南 . 中华骨科杂志 , 2018, 38: 705-710.

第九节　骨质疏松症疼痛的药物治疗

骨质疏松症是一种以骨量低下、骨组织微结构损坏、骨脆性增加、易发生骨折为特征的全身性骨病。骨质疏松症分为原发性骨质疏松症和继发性骨质疏松症两大类。原发性骨质疏松症包括绝经后骨质疏松症、老年骨质疏松症和特发性骨质疏松症。继发性骨质疏松症指由任何影响骨代谢的疾病和／或药物及其他明确病因导致的骨质疏松。本节的药物治疗策略主要针对原发性骨质疏松症引起的疼痛。

原发性骨质疏松症疼痛

疼痛是原发性骨质疏松症最常见、最典型的临床表现之一，以腰背痛或周围骨骼疼痛多见，占疼痛患者的 70%~80%。原发性骨质疏松症早期一般没有明显的疼痛症状，绝大多数骨质疏松症疼痛会出现在疾病的中后期，一般骨量丢失 ≥ 12% 可出现骨痛。原发性骨质疏松症引起的骨痛，无固定的疼痛部位，休息后减轻。疼痛通常在翻身、起坐及长时间行走时出现，夜间或负重活动时疼痛加重，并可伴有肌肉痉挛，甚至活动受限。

原发性骨质疏松症引起的疼痛主要为炎性疼痛，NSAID 是其主要治疗药物；骨质疏松症原发疾病的治疗，也有助于缓解疼痛。

原发性骨质疏松症疼痛的药物治疗策略，见表 3-44。

表 3-44　原发性骨质疏松症疼痛的药物治疗策略

药物种类	用药方案	治疗策略
NSAID	布洛芬:400~600mg,p.o.,b.i.d./t.i.d.,最大日剂量 3 600mg 双氯芬酸:25~50mg,p.o.,b.i.d./t.i.d.,最大日剂量 150mg 美洛昔康:7.5~15mg,p.o.,q.d.,最大日剂量 15mg 塞来昔布:100~200mg,p.o.,q.d./b.i.d.,最大日剂量 400mg 依托考昔:30~120mg,p.o.,q.d.,最大日剂量 120mg	■ NSAID 是主要治疗药物,可与其他治疗原发性骨质疏松症的药物联用 ■ 首选具有较广抗骨质疏松症谱的药物,如阿仑膦酸钠、唑来膦酸、降钙素、利塞膦酸钠等 ■ 对低、中度骨折风险者首选口服药物,口服不能耐受、依从性欠佳及高骨折风险者可考虑使用注射制剂 ■ 如仅椎体骨折高风险,髋部和非椎体骨折风险不高的患者,可考虑选用选择性雌激素受体调节剂等
双膦酸盐	阿仑膦酸:70mg,p.o.,每周 1 次或 10mg,p.o.,q.d. 唑来膦酸:5mg,iv.gtt,每年 1 次 利塞膦酸:35mg,p.o.,每周 1 次或 5mg,p.o.,q.d. 伊班膦酸:2mg,iv.gtt,每 3 个月 1 次 依替膦酸二钠:200mg,p.o.,b.i.d. 氯膦酸二钠:400mg,p.o.,b.i.d. 或 800mg,p.o.,q.d.	
降钙素	依降钙素:20IU,i.m.,每周 1 次或 10IU,i.m.,每周 2 次 鲑鱼降钙素 鼻喷剂:200IU,鼻喷,每日或隔日 1 喷 注射剂:50~100IU,i.h./i.m.,q.d.	
选择性雌激素受体调节剂	雷洛昔芬:6mg,p.o.,q.d.	
甲状旁腺素类似物	特立帕肽:20μg,i.h.,q.d.	

续表

药物种类	用药方案	治疗策略
活性维生素 D 及其类似物	阿法骨化醇:0.25~1.0μg,p.o.,q.d. 骨化三醇:0.25~0.5 μg,p.o.,q.d./b.i.d.	
维生素 K 类	四烯甲萘醌:15mg,p.o.,t.i.d.	

注:两种 NSAID 不宜联用,使用 NSAID 前,应根据本书第二章第二节评估胃肠道和心脑血管事件风险后选择药物。WHO 推荐的骨折风险预测工具(fracture risk assessment tool,FRAX)根据患者的临床危险因素及股骨颈骨密度建立模型,用于评估患者未来 10 年髋部骨折及主要骨质疏松性骨折的概率。针对中国人群的 FRAX 可通过登录网址获得:https://www.sheffield.ac.uk/FRAX/tool.aspx？country=2。骨质疏松症及脆性骨折风险因素,见附录 2 中附表 2-14。

骨质疏松性骨折疼痛

骨质疏松性骨折系患者在日常生活中,受到轻微外力或通常不会引起骨折的外力时发生的骨折,亦称脆性骨折。骨质疏松性骨折术前和术后会出现明显疼痛,需尽早开始镇痛治疗。骨折术后患者可应用多模式镇痛,具体方案参考本书第三章第一节术后疼痛药物治疗中的相关介绍。

骨质疏松性骨折疼痛的药物治疗策略,见表 3-45。

表 3-45　骨质疏松性骨折疼痛的药物治疗策略

药物种类	用药方案	治疗策略
NSAID	布洛芬:400~600mg,p.o.,b.i.d./t.i.d.,最大日剂量 3 600mg 双氯芬酸:25~50mg,p.o.,b.i.d./t.i.d.,最大日剂量 150mg	■ 应尽早使用 NSAID,建议首选选择性 COX-2 抑制剂

续表

药物种类	用药方案	治疗策略
NSAID	美洛昔康：7.5~15mg，p.o.，q.d.，最大日剂量 15mg 塞来昔布：100~200mg，p.o.，q.d./b.i.d.，最大日剂量 400mg 依托考昔：30~120mg，p.o.，q.d.，最大日剂量 120mg	■ 骨折后即刻发生急性骨丢失，制动将加剧骨丢失，应尽早使用降钙素治疗疼痛、减少急性骨丢失 ■ NSAID 可与降钙素合用
降钙素	依降钙素：20IU，i.m.，每周 1 次或 10IU，i.m.，每周 2 次 鲑鱼降钙素 鼻喷剂：200IU 鼻喷，每日或隔日 1 次 注射剂：50~100IU，i.h./i.m.，q.d.	

注：两种 NSAID 不宜联用，使用 NSAID 前，应根据本书第二章第二节评估胃肠道和心脑血管事件风险后选择药物。

📖 案例

案例 1	
基本资料	女，76 岁，身高 153cm，体重 51kg
主诉	发现骨质疏松症 1 年余，腰背及下肢疼痛
现病史	患者 1 年余前行骨密度检查提示重度骨质疏松症，平素口服碳酸钙 D_3、骨化三醇，现为治疗骨质疏松症收治入院
既往史	否认既往病史
检查	T 36.5℃，P 78 次/min，R 18 次/min，BP 139/73mmHg 生化全套：肌酐 49μmol/L，总钙 2.34mmol/L 骨密度： 腰椎 1：-2.1SD，腰椎 4：-2.6SD，Wards 三角：-3.3SD，颈：-2.9D

续表

案例 1	
既往用药史	碳酸钙 D_3 600mg,p.o.,q.d.；骨化三醇 0.25μg,p.o.,q.d.
入院诊断	骨质疏松症(重度)
治疗过程	患者入院后予碳酸钙 D_3 600mg,p.o.,b.i.d.,骨化三醇 0.25μg,p.o.,b.i.d.,塞来昔布 200mg,p.o.,q.d.,唑来膦酸注射液 5mg,iv.gtt,治疗后患者疼痛缓解,予出院

Question1　患者入院后的镇痛方案是否合理?

患者诊断为"骨质疏松症(重度)",根据本节"表 3-44 原发性骨质疏松症疼痛的药物治疗策略",治疗药物包括 NSAID、双膦酸盐等。根据本书第二章第二节"表 2-4 NSAID 胃肠道风险评估表"评估患者的胃肠道 ADR 发生风险,该患者 >65 岁,为胃肠道 ADR 中风险;根据本书第二章第二节 NSAID 心脑血管病风险评估网址中的 China-PAR 风险评估模型评估患者心脑血管事件发生风险,患者为心血管事件低风险;根据"表 2-6 合并胃肠道和心脑血管风险患者 NSAID 选用策略",患者可选用选择性 COX-2 抑制剂。塞来昔布属于选择性 COX-2 抑制剂,用法用量为 100~200mg,p.o.,q.d./b.i.d.,最大日剂量 400mg。综上,塞来昔布使用合理。

该方案也可根据本书"疼痛相关疾病药物治疗策略检索图→普通人群→慢性非癌性疼痛→骨质疏松症疼痛→表 3-44 原发性骨质疏松症疼痛的药物治疗策略"检索。

Question2　患者使用唑来膦酸是否合理?

根据本节"表 3-44 原发性骨质疏松症疼痛的药物治疗策略",NSAID 是主要治疗药物,可与其他治疗原发性骨质疏松症的药物联用,如双膦酸盐、降钙素类药物。唑来膦酸属于双膦酸盐类骨吸收抑制剂,是较广抗骨质疏松症谱的药物。唑来膦酸用法用量:5mg,iv.gtt,每年 1 次。综上,唑来膦酸使用合理。

　　该方案也可根据本书"疼痛相关疾病药物治疗策略检索图→普通人群→慢性非癌性疼痛→骨质疏松症疼痛→表 3-44 原发性骨质疏松症疼痛的药物治疗策略"检索。

案例 2	
基本资料	女,89 岁,身高 164cm,体重 67kg
主诉	腰部疼痛 14 天
现病史	患者入院前半月乘车颠簸后出现腰部疼痛,当地医院查腰椎 X 射线体层摄影示:L2、L3 椎体压缩性骨折。为进一步治疗转入我院就诊
既往史	2016 年因右侧股骨骨折行右侧髋关节置换术
检查	骨代谢四项:血清骨钙素测定 13.40ng/ml,血清 I 型胶原羟基末端 β 特殊序列测定 0.20ng/ml,血清总 I 型胶原氨基末端肽测定 38.06ng/ml,25- 羟基维生素 D 22.99ng/ml;患者诉腰部疼痛,VAS 评分 4
既往用药史	依托考昔 60mg,p.o.,q.d.
入院诊断	①椎体压缩性骨折;②骨质疏松症;③股骨骨折(右侧髋关节置换术后)
治疗过程	入院后予依托考昔 60mg,p.o.,q.d.,鲑鱼降钙素 50IU,i.m.,q.d.,碳酸钙 D_3 600mg,p.o.,q.n.,骨化三醇 0.25μg,p.o.,q.d.。入院完善相关检查后行"经皮椎体成形术",术后治疗方案同前,3 天后疼痛缓解出院

Question1 患者刚入院给予依托考昔治疗是否合理?

　　患者入院诊断为"①椎体压缩性骨折;②骨质疏松症;③股骨骨折(右侧髋关节置换术后)",根据本节"表 3-45 骨质疏松性骨折疼痛的药物治疗策略",可根据患者情况选择,选择 NSAID、双膦酸盐等进行治疗。根据本书第二章第二节"表 2-4 NSAID 胃肠道风险评估表"和 NSAID 心脑血管病风险评估网址中的 China-PAR 风险评估模型分别评估患者的胃肠道 ADR

发生风险和心脑血管事件发生风险,该患者为胃肠道 ADR 中风险、心脑血管事件低风险;根据本书第二章第二节"表 2-6 合并胃肠道和心脑血管风险患者 NSAID 选用策略",患者可选用非选择性 COX 抑制剂或选择性 COX-2 抑制剂。依托考昔是选择性 COX-2 抑制剂,用法用量为 30~120mg,p.o.,q.d.,最大日剂量 120mg。综上,依托考昔使用合理。

该方案也可根据本书"疼痛相关疾病药物治疗策略检索图→普通人群→慢性非癌性疼痛患者→骨质疏松症疼痛→表 3-45 骨质疏松性骨折疼痛的药物治疗策略"检索。

Question2　患者鲑鱼降钙素注射液肌内注射的镇痛方案是否合理?

根据本节"表 3-45 骨质疏松性骨折疼痛的药物治疗策略",NSAID 可与降钙素合用控制骨质疏松骨折后的疼痛。患者肾功能正常,无其他基础疾病,根据表 3-45,鲑鱼降钙素注射液的用法为 50~100IU,i.h./i.m.,q.d.,该患者的用药剂量为 50IU,i.m.,q.d.,用药方案合理。

该方案也可根据本书"疼痛相关疾病药物治疗策略检索图→普通人群→慢性非癌性疼痛→骨质疏松症疼痛→表 3-45 骨质疏松性骨折疼痛的药物治疗策略"检索。

参考文献

［1］ EASTELL R, ROSEN C J, BLACK D M, et al. Pharmacological management of osteoporosis in postmenopausal women: an endocrine society clinical practice guideline. J Clin Endocrinol Metab, 2019, 104 (5): 1595-1622.

［2］ CAMACHO P M, PETAK S M, BINKLEY N, et al. American association of clinical endocrinologists and american college of endocrinology clinical practice guidelines for the diagnosis and treatment of postmenopausal osteoporosis. Endocr Pract, 2016, 22 (Suppl 4): 1-42.

［3］中华医学会骨质疏松和骨矿盐疾病分会.2017年原发性骨质疏松诊治指南.中华骨质疏松和骨矿盐疾病杂志, 2017, 10 (5): 413-436.

［4］中国老年学学会骨质疏松委员会骨质疏松性骨折治疗学科组.骨质疏松性椎体压缩性骨折的治疗指南.中国骨质疏松杂志, 2015, 21 (6): 643-648.

［5］中华医学会骨质疏松和骨矿盐疾病分会.原发性骨质疏松症诊疗指南:2017.中华骨质疏松和骨矿盐疾病杂志, 2017, 10 (5): 413-443.

第四章
特殊人群疼痛的药物治疗

第一节　妊娠期疼痛的药物治疗

妊娠期疼痛会使孕妇耗氧量增加,过度通气导致低碳酸血症和呼吸性碱中毒,并抑制胃蠕动、升高血压,导致胎盘灌注减少、宫缩不协调等,给孕妇生理、心理带来不利影响,也不利于胎儿发育。所以,谨慎选择安全的镇痛药物、积极处理患者的疼痛十分重要。

妊娠期腰背痛

腰背痛是妊娠女性的常见问题,其危险因素包括:已存在腰背痛、既往妊娠中有腰背痛以及多次经产史。美国妇产科医师学会建议在妊娠期间采用以下干预措施缓解腰背痛:穿能够良好支撑足弓的低跟鞋;提举重物时寻求帮助;如果妊娠女性的床太软,在床褥和弹簧床垫之间放一块木板;提物体时,蹲下、屈膝并保持背部挺直;坐在有良好背部支撑的椅子或使用小枕头提供支撑;侧卧睡觉,且在两膝之间放上枕头提供支撑;疼痛部位进行热疗、冷疗或按摩。

若以上非药物干预措施效果不佳,患者需要短期镇痛。对乙酰氨基酚具有最好的安全性,为妊娠期腰背痛的首选治疗药物。

妊娠期腰背痛的药物治疗策略,见表4-1。

表 4-1 妊娠期腰背痛的药物治疗策略

孕期	药物选择	用药疗程
孕早期	■ 备孕期应避免或减量使用 NSAID ■ 孕早期使用 NSAID 增加自然流产风险,可首选对乙酰氨基酚,避免使用 NSAID	■ 尽量短时单药给药 ■ 疼痛缓解,即可停药
孕中期	■ 孕中期首选对乙酰氨基酚 ■ 疗效不佳时可使用 NSAID,从小剂量起始治疗	
孕晚期	■ 孕晚期首选对乙酰氨基酚 ■ 避免使用 NSAID	

注:孕早期是妊娠第 1~13 周末期间;孕中期是妊娠 14~27 周末期间;孕晚期是妊娠 28 周至分娩结束。表中药物的用法用量,见本书第三章第六节表 3-34 急性非特异性腰背痛的药物治疗策略。妊娠期腰痛尽量单药治疗,单药联合使用其他非药物治疗效果不佳时,可选择对乙酰氨基酚与 NSAID 联合给药。

妊娠期带状疱疹疼痛

带状疱疹是由水痘-带状疱疹病毒感染引起的一种病毒性皮肤病,妊娠期带状疱疹临床症状较重,疼痛显著,严重影响生活质量。应启用抗病毒治疗以降低急性神经炎相关疼痛的严重程度和持续时间,促进皮损更快愈合,预防新皮损的形成,减少病毒排出以降低传播的风险。

妊娠期带状疱疹疼痛的药物治疗策略,见表 4-2。

表 4-2 妊娠期带状疱疹疼痛的药物治疗策略

药物	妊娠期药物安全性分级	备注
加巴喷丁	C	不推荐,需权衡利弊
普瑞巴林	C	不推荐,需权衡利弊
利多卡因软膏	B	推荐

妊娠期急性偏头痛

对于有头痛病史的女性,妊娠对其头痛频率和严重程度的影响、头痛对妊娠的影响以及母体头痛治疗对胎儿的安全性都是值得关注的问题。

妊娠期急性偏头痛的药物治疗策略,见表 4-3。

表 4-3　妊娠期急性偏头痛的药物治疗策略

药物种类	用药方案	治疗策略
解热镇痛药	对乙酰氨基酚:6~10mg/kg,每 4~6 小时 1 次,最大日剂量 2 000mg	■ 首选既往治疗有效且在孕期安全的药物
NSAID	布洛芬:400~600mg,p.o.,b.i.d.~t.i.d.,最大日剂量 3 600mg 双氯芬酸:25~50mg,p.o.,b.i.d.~t.i.d.,最大日剂量 150mg 美洛昔康:7.5~15mg,p.o.,q.d.,最大日剂量 15mg 氯诺昔康:8mg,p.o.,t.i.d.,最大日剂量 24mg 塞来昔布:100~200mg,p.o.,q.d.~b.i.d.,最大日剂量 400mg 依托考昔:30~120mg,p.o.,q.d.,最大日剂量 120mg	■ 孕早期和孕晚期避免使用 NSAID,可使用对乙酰氨基酚 ■ 尽量短期、单药治疗,头痛缓解后即停药 ■ 为防止因药物过量导致的头痛,NSAID 1 个月内累计用量不能超过 15 天 ■ 有偏头痛病史的患者,妊娠期不宜预防用药

分　娩　痛

分娩痛是指正式临产后,由于宫缩和宫颈扩张、盆底及会阴组织的扩张所致的产痛。临床表现为宫缩时患者感到腹痛,特别是耻骨上区疼痛显著,伴有腰痛、骶尾部痛。第一产程主要为下腹部的内脏痛,第二产程主要为集中于会阴部的躯体痛。分娩疼痛可以影响分娩进程,对母体和胎儿也会产生不利影响。分娩镇痛是指采用一种或多种措施减轻或消除分娩时的疼痛。目前,在所有分娩镇痛的方法中,椎管内神经阻滞较为安全有效。

分娩镇痛遵循自愿、安全的原则,以达到最大限度地降低产妇产痛、最小限度地影响母婴结局为目的。

椎管内分娩镇痛的实施原则,见表 4-4。

表 4-4　椎管内分娩镇痛的实施原则

适应证	禁忌证	开始时机
■ 产妇自愿 ■ 经医师评估,可进行阴道分娩试产者,包括瘢痕子宫、妊娠期高血压及子痫前期等	■ 产妇拒绝 ■ 经医师评估不能进行阴道分娩者 ■ 有椎管内阻滞禁忌证 ■ 有椎管内镇痛药物的相关禁忌证	产妇进入产房后只要有镇痛需求即可实施

注:椎管内阻滞禁忌证包括颅内高压、凝血功能异常、穿刺部位及全身性感染等,以及影响穿刺操作等的情况;椎管内镇痛药物的相关禁忌证包括呼吸抑制疾病、低血容量症、低血压和重症肌无力,存在阿片类药物和局麻药过敏史。

在分娩过程中应用 NSAID 的理论尚存在争议,因为子宫内皮前列腺素 F2a 的分泌和前列腺素受体的激活是细胞内钙增加、肌动蛋白相互作用和肌钙蛋白收缩的重要因素,阻断该因素可能导致子宫肌无力和产后出血。

分娩镇痛首选椎管内神经阻滞,包括硬膜外阻滞、蛛网膜下腔阻滞、腰 - 硬联合阻滞,以及持续蛛网膜下腔微导管镇痛。其中,硬膜外阻滞和腰 - 硬联合阻滞的镇痛方式是最安全有效的分娩镇痛。当产妇存在椎管内镇痛禁忌证时,在产妇强烈要求实施分娩镇痛情况下,根据医院条件可酌情选择静脉分娩镇痛方法,但必须加强监测和管理,以防危险情况发生。

椎管内分娩镇痛常联合应用阿片类药物和局麻药。

阿片类药物联合局麻药椎管内分娩镇痛的用药策略,见表4-5。

表4-5 阿片类药物联合局麻药椎管内分娩镇痛的用药策略

药物	负荷剂量/ (ml/次)	背景剂量/ (ml/h)	冲击剂量/ (ml/次)
0.062 5%~0.15% 罗哌卡因 + 芬太尼 1~2μg/ml 或舒芬太尼 0.4~0.6μg/ml	6~15	6~15	8~10
0.04%~0.125% 布比卡因 + 芬太尼 1~2μg/ml 或舒芬太尼 0.4~0.6μg/ml	6~15	6~15	8~10

注:可选择表中的任一局麻药与强阿片类药物配伍,配制椎管内分娩镇痛的药物,两种阿片类药物不宜联合使用;商品化的局麻药浓度不同,需要计算后用生理盐水稀释至上表中的浓度。负荷剂量是指配制完成之后立即给予的剂量,使镇痛药快速达到有效浓度;背景剂量是指根据不同用药方案设置适宜的给药速度/剂量,保证术后达到稳定、持续的镇痛效果;冲击剂量是指控制爆发痛的剂量。

除表4-5中列出的椎管内分娩镇痛常见药物配方外,也可选择其他局麻药进行分娩镇痛。

局麻药在分娩镇痛中的用药策略,见表4-6。

还可以根据患者情况、临床需要等选择其他种类的阿片类药物或采用其他给药方式。在药物选择中着重考虑阿片类药物对产妇和胎儿的利弊。

表4-6 局麻药在分娩镇痛中的用药策略

局麻药	代谢器官和部位	母/胎血药浓度比例	与母体血浆蛋白结合率	平均半衰期		最大推荐剂量/(mg/kg)	
				母体内	新生儿体内	有肾上腺素	无肾上腺素
布比卡因	肝	4:1	95%	5小时	<2小时	3	3
利多卡因	肝	2:1	50%	1.6小时	3~4小时	7	5
罗哌卡因	肝	3:2	65%	1.9小时	8~9小时	2	2
2-氯普鲁卡因	血浆	—	迅速在血浆内分解	21秒	43秒	14	11

注:椎管内分娩镇痛较常用的局麻药有布比卡因和罗哌卡因。

阿片类药物主要包括可待因、双氢可待因、氢吗啡酮、羟考酮、美沙酮、吗啡、芬太尼和哌替啶等。

不建议在分娩前后使用盐酸哌替啶镇痛,因为其代谢产物去甲哌替啶具有毒性,在新生儿体内半衰期长达72小时,纳洛酮不能拮抗其作用。

阿片类药物在分娩镇痛中的用药策略,见表4-7。

表4-7 阿片类药物在分娩镇痛中的用药策略

药物	剂量及用药方式	起效时间	持续时间	半衰期(母体)
芬太尼	50~100μg/h,静脉泵入或选择PCA,负荷剂量50μg,每隔10~12分钟给药,每次10~25μg	2~4分钟 i.v.	30~60分钟	3小时

续表

药物	剂量及用药方式	起效时间	持续时间	半衰期（母体）
吗啡	2~5mg i.v. 5~10mg i.m.	10 分钟 i.v. 30 分钟 i.m.	1~3 小时	2 小时
纳布啡	10~20mg i.v./i.h./i.m.	2~3 分钟 i.v. 15 分钟 i.h./i.v.	2~4 小时	2~5 小时
布托啡诺	1~2mg i.v./i.m.	5~10 分钟 i.v. 30~60 分钟 i.m.	4~6 小时	2~5 小时
瑞芬太尼	0.15~0.5μg/kg 静脉泵入间隔 2 分钟或 PCA	20~90 秒	3~4 分钟	9~10 分钟

📖 案例

案例 1	
基本资料	女,28 岁,身高 165cm,体重 64kg
主诉	停经 24 周,腰部针刺样疼痛 1 周
现病史	该患者现孕 24 周,相关检查正常,精神、饮食、睡眠佳,二便无异常,自诉胎动好,腰部一侧疼痛,呈现红色水疱,带状排列
既往史	否认既往病史
检查	VAS 评分 6,腹部平软,无压痛、反跳痛,右腰腹部有色素沉着,色素区域不过中线。局部皮肤感觉较健侧敏感,触、压痛(++)

续表

案例 1	
既往用药史	否认既往用药史
入院诊断	妊娠合并带状疱疹
治疗过程	患者入院后完善常规检查，予阿昔洛韦片 0.8g，每日 5 次，并涂抹利多卡因软膏缓解疼痛，情况好转后出院。

Question1　患者因带状疱疹腰部疼痛影响休息，妊娠期如何选择镇痛药物？

患者处于妊娠期，诊断为"带状疱疹"，对于带状疱疹引起的神经病理性疼痛，根据本节"表 4-2 妊娠期带状疱疹疼痛的药物治疗策略"，可选用利多卡因软膏外用缓解疼痛，避免使用安全性分级风险级别较高的加巴喷丁和普瑞巴林。

该方案也可根据本书"疼痛相关疾病药物治疗策略检索图"中"特殊人群→妊娠期妇女→表 4-2 妊娠期带状疱疹疼痛的药物治疗策略"检索。

Question2　该患者应用利多卡因软膏镇痛的安全性如何？

根据本节"表 4-2 妊娠期带状疱疹疼痛的药物治疗策略"，利多卡因的妊娠期分类为 B 类，属于低风险级别。且软膏剂为外用制剂，透皮吸收入血的量很少，所以该患者妊娠期应用利多卡因软膏较安全。

该方案也可根据本书"疼痛相关疾病药物治疗策略检索图"中"特殊人群→妊娠期妇女→表 4-2 妊娠期带状疱疹疼痛的药物治疗策略"检索。

案例 2	
基本资料	女，31 岁，身高 161cm，体重 81kg
主诉	停经 39 周，不规则下腹痛 5 个多小时

案例 2	
现病史	该患者现停经 39 周,出现不规则下腹痛伴少量阴道见红,查颈管 0.5cm,宫口松。孕期相关检查正常,精神、饮食、睡眠佳,二便无异常,自诉胎动好
既往史	否认既往病史
检查	体温 36.5℃,脉搏 90 次 /min,呼吸 20 次 /min,血压 121/84mmHg;宫高 37cm,腹围 109cm,胎方位为左枕前位(LOA),胎心 146 次 /min,强度中,先露头,已衔接。无菌阴道检查:宫颈中位,颈管 0.5cm,宫口松,头先露,S-2,尾骨尖不翘,骶岬未及,骶尾活动度好,坐骨棘间径 10cm,坐骨切迹可容 3 横指,坐骨结节间径可容一成人拳
既往用药史	否认既往用药史
入院诊断	孕 39 周待产
治疗过程	患者入院后完善常规检查,分娩过程中要求行分娩镇痛,评估后将罗哌卡因和芬太尼加入生理盐水中,配制成浓度为 0.125% 罗哌卡因 +0.4µg/ml 芬太尼的溶液,配制完成后抽取 10ml(其中罗哌卡因浓度为 1.25%,芬太尼剂量为 4µg)作为负荷剂量,其后给予 0.08% 罗哌卡因和 0.4µg/ml 芬太尼,背景剂量 6ml/h,冲击剂量 8ml。产妇顺利分娩,新生儿 Apgar 评分好,胎盘胎膜自娩完整。产后正常哺乳,患者情况稳定予出院

Question1　患者宫口开一指时诉疼痛难忍,要求分娩镇痛,此时是否可以开始进行分娩镇痛?

患者因自发宫缩入院,宫口开至一指时要求分娩镇痛,根据本章节"表 4-4 椎管内分娩镇痛的实施原则",产妇进入产房后只要有镇痛需求即可实施分娩镇痛,因此,该患者此时可以开始进行分娩镇痛。

该方案也可根据本书"疼痛相关疾病药物治疗策略检索图"中"特殊人群→妊娠期妇女→表 4-4 椎管内分娩镇痛的实施原则"检索。

Question2　该患者分娩镇痛的用药方案是否合理?

患者开始分娩镇痛,根据本节"表 4-5 阿片类药物联合局麻药椎管内分娩镇痛的用药策略",需要根据患者情况、药物的镇痛效果及对胎儿的影响、不同医院常备药物品种进行药物选择。可选择 0.062 5%~0.15% 罗哌卡因 + 芬太尼 1~2μg/ml,负荷剂量 6~15ml/ 次,维持剂量 6~15ml,冲击剂量 8~10ml。患者排除相关禁忌,可行椎管内神经阻滞,该患者评估后应用 0.125% 罗哌卡因 +0.4μg/ml 芬太尼,配制完成后抽取 10ml 作为负荷剂量,其后给予 0.08% 罗哌卡因和 0.4μg/ml 芬太尼,背景剂量 6ml/h,冲击剂量 8ml,给药方案合理。

该方案也可根据本书"疼痛相关疾病药物治疗策略检索图"中"特殊人群→妊娠期妇女→表 4-5 阿片类药物联合局麻药椎管内分娩镇痛的用药策略"检索。

参考文献

［1］带状疱疹后神经痛诊疗共识编写专家组 . 带状疱疹后神经痛诊疗中国专家共识 . 中国疼痛医学杂志 , 2016, 22 (3): 161-167.

［2］PASTERNAK B, HVIID A. Use of acyclovir, valacyclovir, and famciclovir in the first trimester of pregnancy and the risk of birth defects. JAMA, 2010, 304 (8): 859-866.

［3］SHAFRAN S D, TYRING S K, ASHTON R, et al. Once, twice, or three times daily famciclovir compared with aciclovir for the oral treatment of herpes zoster in immunocompetent adults: a randomized, multicenter, double-blind clinical trial. J Clin Virol, 2004, 29 (4): 248-253.

［4］HARGER J H, ERNEST J M, THURNAU G R, et al. Frequency of

congenital varicella syndrome in a prospective cohort of 347 pregnant women. Obstet Gynecol, 2002, 100 (2): 260-265.

[5] 中华医学会麻醉学分会产科学组 . 分娩镇痛专家共识 (2016 版). 临床麻醉学杂志 , 2016, 32 (8): 816-818.

[6] 廖光东 , 罗东 , 姚强 . 美国妇产科医师学会 "2017 产科镇痛和麻醉实践指南" 解读 . 实用妇产科杂志 , 2017, 33 (8): 586-589.

[7] PLANTE L, GAISER R. Practice bulletin No. 177: obstetric analgesia and anesthesia. Obstet Gynecol, 2017, 129 (4): e73-e89.

第二节　哺乳期疼痛的药物治疗

疼痛可能对母乳喂养产生负面影响，因此应鼓励乳母应用药物镇痛，当疼痛得到充分的控制时，母乳分泌情况会随之改善。

哺乳期腰背痛

妊娠妇女分娩后半年仍然存在腰背痛的比例是 5%~40%，即使在产后 3 年，孕期有过腰背痛者依然有 20% 存在腰背痛。缓解产后腰背痛的镇痛药物参考本书第三章第六节中 "表 3-34 急性非特异性腰背痛的药物治疗策略"。NSAID 是腰背痛的首选治疗药物，常用 NSAID 哺乳期安全性分级见附录 2 中附表 2-16。

哺乳期带状疱疹疼痛

由于围产期体内激素水平的变化，照顾新生儿又常导致睡眠不佳、情绪焦虑等症状，机体免疫功能低下，潜伏的水痘 - 带状疱疹病毒易活化，导致哺乳期女性患者发生带状疱疹。在哺乳期带状疱疹的治疗中，依然推荐对于伴有急性神经炎、疼痛剧烈、有严重带状疱疹的患者，应启用抗病毒治疗以降低急性神经炎相关疼痛的严重程度、减少疼痛的持续时间，促进患处更快愈合,预防新患处的形成,减少病毒传播的风险。对于伴有的神经病理性疼痛,首选的治疗药物是加巴喷丁和普瑞巴林,外用的辣椒素软膏和利多卡因软膏也可以在哺乳期安全使用。

哺乳期带状疱疹疼痛的药物治疗策略,见表 4-8。

表 4-8 哺乳期带状疱疹疼痛的药物治疗策略

药物种类	药物	哺乳期安全性分级	用药方案*
抗惊厥药	加巴喷丁	L2	初始剂量 100~300mg,q.d./b.i.d./t.i.d.,用药前 3 天逐日增加剂量,最大日剂量 3 600mg
	普瑞巴林	L3	初始剂量 25~75mg,q.d./b.i.d./t.i.d.,最大日剂量 600mg
外用药物	利多卡因	L2	外用根据具体制剂及说明书规定确定给药方案

注:加巴喷丁与普瑞巴林的增量周期为 5~7 天;加巴喷丁,第一天 100mg,q.d.,第二天 100mg,b.i.d.,第三天 100mg,t.i.d.,随后根据病情逐渐加量;外用利多卡因包括利多卡因凝胶贴膏和利多卡因乳膏,需根据具体药品的说明书确定给药方案。

哺乳期腱鞘炎疼痛

当手指活动过多,肌腱和腱鞘之间就会因为长期的摩擦产生无菌性炎症、水肿,从而粘连在一起,最终导致肌腱在腱鞘内活动时,发生摩擦、别卡,产生疼痛,从而产生腱鞘炎。发生哺乳期腱鞘炎后,制动休息非常重要,避免提重物和过度用力,不要刻意地活动疼痛部位,也可以戴手腕等护具加强制动。药物治疗可选用外用药膏和口服药物。

哺乳期腱鞘炎疼痛的药物治疗策略,见表 4-9。

表 4-9　哺乳期腱鞘炎疼痛的药物治疗策略

给药途径	药物	哺乳期安全性分级	用药方案
局部用药	双氯芬酸二乙胺乳胶剂	L2	按照痛处面积大小,使用适量药物,轻轻揉搓,使药物渗透皮肤,t.i.d./q.i.d.
	氟比洛芬巴布膏	L2	贴于疼痛处,b.i.d.
	吡罗昔康贴膏	L2	贴于疼痛处,每天 1 贴;在洗澡、淋浴或出汗后,更换 1 贴
口服用药	对乙酰氨基酚	L1	500mg,p.o.,q.4h.~q.6h.,最大日剂量 2 000mg
	布洛芬	L1	400~600mg,p.o.,b.i.d.~t.i.d.,最大日剂量 3 600mg

注:局部给予 NSAID 效果不佳时,可以口服治疗。

📖 案例

案例 1	
基本资料	女,26 岁,身高 166cm,体重 60kg
主诉	哺乳期右手手腕疼痛 1 个月余
现病史	患者产后 5 个月,全母乳喂养。患者 1 个月前出现右手手腕部疼痛,负重、做家务及活动后疼痛加重,休息后稍有缓解,疼痛影响日常生活,来院就诊
既往史	否认既往病史
检查	专科查体:VAS 评分 4,右手桡侧腕屈肌压痛(+)
既往用药史	否认既往用药史
入院诊断	腱鞘炎
治疗过程	门诊氟比洛芬巴布膏 1 贴外用治疗 1 周后,疼痛缓解不佳,复诊时予布洛芬 200mg,p.o.,q.12h.,疼痛缓解

Question1 患者哺乳期,如何确定其镇痛药物用药方案?

患者哺乳期,诊断为"腱鞘炎",根据本节"表4-9哺乳期腱鞘炎疼痛的药物治疗策略",可选用NSAID局部给药进行治疗,局部给予NSAID效果不佳时,可以口服治疗;具体药物选用根据NSAID在哺乳期应用安全性分级,尽量选择分级为L1~L2级的NSAID。哺乳期应用NSAID的安全性见附录2中"附表2-16常用NSAID哺乳期安全性分级"。

该方案也可根据本书"疼痛相关疾病药物治疗策略检索图"中"特殊人群→哺乳期妇女→表4-9哺乳期腱鞘炎疼痛的药物治疗策略"检索。

Question2 患者应用布洛芬镇痛是否合理?

根据本节"表4-9哺乳期腱鞘炎疼痛的药物治疗策略"可使用NSAID局部给药进行治疗,局部给予NSAID效果不佳时,可以口服治疗;根据附录2中"附表2-16常用NSAID哺乳期安全性分级",布洛芬的哺乳期安全性分级为L1级,相对安全,不影响哺乳,无须调整剂量,布洛芬剂量:400~600mg,p.o.,b.i.d.或t.i.d.,最大日剂量3 600mg。因此,予该患者布洛芬200mg,p.o.,q.12h.的用药方案是合理的。

该方案也可根据本书"疼痛相关疾病药物治疗策略检索图"中"特殊人群→哺乳期妇女→表4-9哺乳期腱鞘炎疼痛的药物治疗策略"检索。

案例2	
基本资料	女,30岁,身高165cm,体重57.5kg
主诉	腰部针刺样疼痛1周,产后9月
现病史	患者腰部一侧疼痛,呈现红色水疱,带状排列
既往史	否认既往病史

案例2	
检查	VAS 评分 6,腹部平软,无压痛、反跳痛,右腰腹部有色素沉着,色素区域不过中线。局部皮肤感觉较健侧敏感,触、压痛(++)
既往用药史	否认既往用药史
入院诊断	带状疱疹后神经痛
治疗过程	患者入院后完善常规检查,予阿昔洛韦片 0.8g,每天5 次,口服 7 天抗病毒治疗和加巴喷丁胶囊 300mg,t.i.d. 口服镇痛,情况好转后予出院

Question1　患者因带状疱疹疼痛影响休息,哺乳期如何选择镇痛药物?

患者诊断为"带状疱疹",带状疱疹引起的疼痛为神经病理性疼痛,根据本书第三章第三节"表 3-25 带状疱疹后神经痛的药物治疗策略",一线治疗药物包括抗惊厥药、抗抑郁药和外用药物,其中抗惊厥药包括加巴喷丁和普瑞巴林;二线治疗药物包括中枢镇痛药和阿片类药物。再根据本章"表 4-8 哺乳期带状疱疹疼痛的药物治疗策略",选择其中哺乳期安全级别 L1~L2 级的药物进行治疗。

该方案也可根据本书"疼痛相关疾病药物治疗策略检索图"中"特殊人群→哺乳期妇女→表 4-8 哺乳期带状疱疹疼痛的药物治疗策略"检索。

Question2　患者哺乳期,应用加巴喷丁胶囊是否合理?

根据本章节"表 4-8 哺乳期带状疱疹疼痛的药物治疗策略",加巴喷丁在哺乳期应用的安全性分级为 L2 级,不影响哺乳,无须调整剂量,加巴喷丁初始剂量 100~300mg,q.d.~t.i.d.,用药前 3 天逐日增加剂量,最大日剂量 3 600mg,该患者加巴喷丁 300mg,t.i.d. 的用药方案合理。

该方案也可根据本书"疼痛相关疾病药物治疗策略检索

图"中"特殊人群→哺乳期妇女→表 4-8 哺乳期带状疱疹疼痛的药物治疗策略"检索。

参考文献

［1］ MONTGOMERY A, HALE T W. Analgesia and anesthesia for the breastfeeding mother. Breastfeed Med, 2012, 7: 547-553.

［2］ HULTZSCH S, SCHAEFER C. Analgesic drugs during pregnancy. Schmerz, 2016, 30 (6): 583-593.

［3］ KÄLLÉN B, REIS M. Ongoing pharmacological management of chronic pain in pregnancy. Drugs, 2016, 76 (9): 915-924.

［4］ BLOOR M, PAECH M. Nonsteroidal anti-inflammatory drugs during pregnancy and the initiation of lactation. Anesth Analg, 2013, 116 (5): 1063-1075.

［5］ 合理用药国际网络中国中心组临床安全用药组 . 妊娠期和哺乳期患者用药错误防范指导原则 . 药物不良反应杂志 , 2017, 19 (3): 163-167.

［6］ DRAKE A L, ROXBY A C, ONGECHA O F, et al. Valacyclovir suppressive therapy reduces plasma and breast milk HIV-1 RNA levels during pregnancy and postpartum: a randomized trial. J Infect Dis, 2012, 205: 366-375.

［7］ 带状疱疹后神经痛诊疗共识编写专家组 . 带状疱疹后神经痛诊疗中国专家共识 . 中国疼痛医学杂志 , 2016, 22 (3): 161.

［8］ JUNG B F, JOHNSON R W, GRIFFIN D R, et al. Risk factors for postherpetic neuralgia in patients with herpes zoster. Neurology, 2004, 62 (9): 1545-1551.

第三节 儿童疼痛的药物治疗

常见的儿童疼痛有手术或有创操作造成的急性疼痛、严重发育障碍等造成的慢性疼痛、创伤后疼痛以及镰状细胞病等疼痛性疾病造成的疼痛危象。

儿童围手术期疼痛

根据欧洲儿科麻醉学会(ESPA)《儿童术后疼痛的管理(2018版)》推荐,与成人类似,儿童术后疼痛可采用多模式镇痛的方式,同时结合患儿的手术类型、手术创伤程度、手术部位等选择适当的镇痛方案。

儿童常见手术围手术期疼痛的用药策略,见表4-10。

表4-10 儿童常见手术围手术期疼痛的用药策略

手术类别	手术类型	围手术期疼痛用药策略
耳鼻喉科手术	鼓膜切开术	口服对乙酰氨基酚或 NSAID
	扁桃体切除术	术前口服对乙酰氨基酚或 NSAID 术中使用阿片类药物,扁桃体局部应用局麻药 术后监护下使用吗啡或芬太尼 + 规律使用对乙酰氨基酚或 NSAID
	乳突和中耳手术	耳大神经阻滞 + 对乙酰氨基酚和 / 或 NSAID
眼科手术	斜视手术	术中局麻药神经阻滞(对边阻滞 / 球周神经阻滞)+ 阿片类药物和 / 或 NSAID 术后阿片类药物和 / 或 NSAID
	玻璃体视网膜手术	球周神经阻滞 +NSAID
口腔手术	拔牙术	术后对乙酰氨基酚和 / 或 NSAID+ 局部浸润布比卡因
普外科小手术	脐下的手术	局麻药伤口浸润,腹横平面阻滞,髂腹股沟神经阻滞或骶管阻滞
	包皮环切术	骶管阻滞 + 阴茎背神经阻滞

续表

手术类别	手术类型	围手术期疼痛用药策略
普外科小手术	新生儿包皮环切术	首选阴茎背神经阻滞
	开放腹股沟疝修补术	局麻药伤口浸润,髂腹股沟神经阻滞,腹横平面阻滞或骶管阻滞
	脐疝修补术	局部麻醉 + 阿片类药物 + 对乙酰氨基酚和 / 或 NSAID 至少 48 小时
泌尿外科小手术	尿道下裂手术	骶管阻滞或阴茎背神经阻滞和 / 或对乙酰氨基酚 +PCA
	睾丸固定术	骶管阻滞
普外科大手术	腹部外科手术	静脉持续滴注或 NCA 或 PCA 或 PCEA+ NSAID
	开腹阑尾切除术	PCA+ NSAID
	开放胃底折叠术	硬膜外阻滞 + 阿片类药物
	腹腔镜手术	腔镜穿刺通道的局麻药浸润,阿片类药物,对乙酰氨基酚和 / 或 NSAID
泌尿外科大手术		阿片类药物或局部麻醉 + 对乙酰氨基酚和 / 或 NSAID
四肢手术	下肢手术	周围神经阻滞 +PCEA+ 对乙酰氨基酚和 / 或 NSAID
	上肢手术	术前臂丛神经阻滞
脊柱手术	脊柱外科矫形手术	硬膜外阻滞 +PCA+ 对乙酰氨基酚和 / 或 NSAID
心胸外科手术	心脏外科手术	硬膜外阻滞 + 吗啡或芬太尼 + 对乙酰氨基酚
	胸廓切开术	硬膜外麻醉或连续椎旁阻滞

手术类别	手术类型	围手术期疼痛用药策略
神经外科手术		伤口局麻药浸润 + 对乙酰氨基酚和 / 或 NSAID,必要时加用阿片类药物
头面部手术	唇腭裂修补术	眶下神经阻滞

注:NCA,nurse controlled analgesia,护士控制镇痛。表中未提到的手术类型,可根据表 3-3 选择镇痛方案,其中用药剂量调整为儿童用药剂量;选用 NSAID 还是对乙酰氨基酚取决于儿童年龄、手术创伤、术后疼痛情况以及用药效果,当单药疗效不佳时,可选择对乙酰氨基酚与其他 NSAID 联合使用,但需密切监测 ADR。表中神经阻滞可以在进行麻醉时进行,切口浸润在切口缝合前进行,其他药物可在术后即刻给药。可使用选择性 COX-2 抑制剂进行预防性镇痛,但在儿童中进行预防性镇痛的给药时机尚无定论。

对乙酰氨基酚

对乙酰氨基酚是儿童疼痛的最常用的治疗药物,该药物在肝脏代谢,新生儿因肝脏某些酶类未发育成熟而使药物清除率降低;对于 2~6 岁的儿童,因为肝脏的相对比重大而使药物代谢加快。

根据患儿体重给药更为准确和安全。一般情况下,对乙酰氨基酚的口服剂量为 10~15mg/kg,每 4~6 小时 1 次;直肠给药剂量为 10~20mg/kg,每 4~6 小时 1 次。儿童口服对乙酰氨基酚的每日累积剂量不应超过 100mg/kg,婴儿口服剂量不应超过 75mg/kg,给药次数一日不超过 5 次。

营养不良和脱水患儿,如果使用超过每日最大推荐剂量时可能造成药物蓄积;我国上市的对乙酰氨基酚静脉制剂是其前体药物——盐酸丙帕他莫,1g 丙帕他莫在血液中分解为 0.5g 对乙酰氨基酚。15 岁以上儿童可按成人剂量给药,丙帕他莫的常用给药剂量为:1~2g/ 次,2~4g/d,最大日剂量 4g;小于 3 个月的婴儿禁用丙帕他莫。

儿童围手术期对乙酰氨基酚口服和直肠给药策略,见表 4-11。儿童围手术期对乙酰氨基酚静脉给药策略,见表 4-12。

表 4-11 儿童围手术期对乙酰氨基酚口服和直肠给药策略

孕周/月龄	给药途径	负荷剂量/(mg/kg)	维持剂量/(mg/kg)	间隔时间/h	最大日剂量/(mg/kg)	最大剂量维持时间/h
28~32 周(孕产龄)	p.o.	20	10~15	8~12	30	48
	p.r.	20	15	12		
32~52 周(孕产龄)	p.o.	20	6~8	6~8	60	48
	p.r.	30	20	8		
大于 3 个月	p.o.	20	15	4	90	48
	p.r.	40	20	6		

注:p.o. 口服;p.r. 直肠给药。

表 4-12 儿童围手术期对乙酰氨基酚静脉给药策略

体重/kg	单次剂量	间隔时间/h	最大日用剂量
<5	7.5mg/kg	4~6	30mg/kg
5~10	10mg/kg	4~6	30mg/kg
10~50	15mg/kg	4~6	60mg/kg
>50	0.5~1g	4~6	2g

NSAID

NSAID 在儿童中使用的有效性、安全性尚未得到系统验证,《小儿术后镇痛专家共识(2009 版)》推荐可用于儿童的

NSAID 为布洛芬、双氯芬酸、酮洛芬和塞来昔布。其中,布洛芬引起的不良反应发生率最低,使用安全证据最多,6 个月以上婴幼儿使用效果较好,是 NSAID 中儿童的用药首选。

儿童常用 NSAID 给药策略,见表 4-13。

表 4-13 儿童常用 NSAID 给药策略

NSAID	口服剂量 / (mg/kg)	间隔时间 /h	最大日剂 量 / [mg/ (kg·d)]	应用年龄
布洛芬	10	6~8	40	>6 个月
双氯芬酸	1	8	3	>1 岁
酮洛芬	1	6	4	>6 个月
塞来昔布	1.5~3	12	6	>1 岁

NSAID 在儿童中使用时要充分评估患儿情况与疾病情况,谨慎使用该类药物。

儿童使用 NSAID 的注意事项:

- 禁用于有出血性疾病和接受抗凝治疗的儿童,手术范围广泛的大型外科手术后最好不用此类药物。
- 不能与有肾脏毒性的药物联合使用。
- 消化道出血高风险的儿童,联用质子泵抑制剂和 H_2 受体拮抗剂可以降低风险,儿童胃肠道风险评估工具同成人,详见第二章第二节 "表 2-4 NSAID 胃肠道风险评估"。
- 有哮喘史的儿童,必须询问以前是否安全地使用过 NSAID,重症哮喘儿童禁用。
- 动物实验证实,大剂量 NSAID 可影响骨发育,不建议儿童长时间大剂量使用。
- 对于新生儿,NSAID 可能影响脑和肺的血流调节,故不推荐使用。

- 对 NSAID 过敏的儿童禁用。
- 患有严重湿疹和过敏体质的儿童慎用。
- 肝功能衰竭者禁用。
- 阿司匹林可能诱发儿童"瑞夷综合征",不建议常规用于儿童镇痛。

中枢镇痛药

在术后疼痛的治疗中,曲马多不应用于治疗任何年龄段儿童扁桃体切除术和 / 或腺样体切除术后的疼痛,曲马多可用于治疗其他手术各个年龄段儿童术后轻到中度疼痛。

儿童曲马多给药策略,见表 4-14。

表 4-14 儿童曲马多给药策略

给药方式	适用年龄 / 岁	给药剂量
口服给药	>14	用法用量同成人
肌内注射 / 皮下注射 / 静脉注射	>12	用法用量同成人
	1~12	1~2mg/(kg·次),每 4~6 小时给药 1 次
静脉滴注	>12	用法用量同成人
	1~12	100~400μg/(kg·h)
PCIA	>12	用法用量同成人
	1~12	负荷剂量:0.5μg/kg 冲击剂量:100~200μg/kg 锁定时间:5~10 分钟 背景剂量:100~400μg/(kg·h)

阿片类药物

阿片类药物通常用于有中到重度疼痛或者非阿片类药物

疗效不佳的患儿,其最常用于缓解术后疼痛或特定疾病引起的疼痛,如镰状细胞病或癌性疼痛。6 岁以下儿童由于血脑屏障未发育成熟,代谢清除较慢,且与蛋白结合较少,容易发生呼吸抑制。阿片类药物对新生儿,尤其是早产儿的呼吸抑制效应较成人更敏感,此类药物用于该人群时应注意观察患儿生命体征。

儿童围手术期阿片类药物用药策略,见表 4-15。

表 4-15　儿童围手术期阿片类药物用药策略

药物	给药方式	用法用量
吗啡	口服	新生儿:80μg/kg q.4h.~q.6h. 儿童:200~500μg/kg q.4h.
	静脉注射 / 皮下注射	负荷剂量:新生儿 25μg/kg,儿童 50μg/kg。根据患儿反应确定背景剂量:10~25μg/(kg·h)
	PCIA	冲击剂量:10~20μg/kg;锁定时间:5~10 分钟;背景剂量:0~4μg/(kg·h)
氢吗啡酮	口服	40~80μg/(kg·4h)
	i.v./i.h. 单次用药	体重 <50kg 时,10~20μg/kg 起始
	i.v./i.h. 连续输注	2~8μg/(kg·h)
芬太尼	单次静脉注射	0.5~1.0μg/kg
	持续静脉滴注	0.3~0.8μg/(kg·h)
	PCIA	负荷剂量:0.5~1.0μg/kg;冲击剂量:0.25μg/kg,锁定时间:20 分钟,背景剂量:0.15μg/(kg·h),最大剂量:1~2μg/(kg·h)

续表

药物	给药方式	用法用量
舒芬太尼	单次静脉注射	0.05~0.1μg/kg
	持续静脉滴注	0.02~0.05μg/(kg·h)
	PCIA	负荷剂量:0.05~0.1μg/kg;冲击剂量:0.01μg/kg,锁定时间:15分钟,背景剂量:0.03~0.04μg/(kg·h),最大剂量:0.1~0.2μg/(kg·h)

注:新生儿是从出生至28天的婴儿;儿童的年龄在14岁以下。

局麻药

■ 区域神经阻滞麻醉

广泛运用于小儿急性手术后疼痛的治疗和慢性疼痛的治疗。常用的药物有布比卡因和罗哌卡因。

儿童区域神经阻滞用药策略,见表4-16。

表4-16　儿童区域神经阻滞用药策略

药物	剂量	联用药物
■伤口局部浸润、骨折切口的浸润和外周神经阻滞		
0.25% 布比卡因	最大剂量 1ml/kg	—
0.25% 左布比卡因	最大剂量 1ml/kg	—
0.2% 罗哌卡因	最大剂量 1.5ml/kg	—
■解剖定位下髂腹股沟 / 髂腹下神经阻滞		
0.25% 布比卡因	0.3~0.5ml/kg	可乐定 1~2μg/kg
0.25% 左布比卡因	0.3~0.5ml/kg	
0.2% 罗哌卡因	0.3~0.5ml/kg	

续表

药物	剂量	联用药物
■ 解剖定位和超声引导下骶管阻滞		
0.25% 布比卡因	1ml/kg（幽门肌切开术可用到 1.5ml/kg）	可乐定 1~2μg/kg 氯胺酮或右旋氯胺酮
0.25% 左布比卡因	1ml/kg（幽门肌切开术可用到 1.5ml/kg）	0.5~1mg/kg（年龄 >12 个月）
0.2% 罗哌卡因	1ml/kg（幽门肌切开术可用到 1.5ml/kg）	
■ 超声引导下髂腹股沟 / 髂腹下神经阻滞和椎旁神经阻滞		
0.25% 布比卡因	0.1~0.2ml/kg	可乐定 1~2μg/kg
0.25% 左布比卡因	0.1~0.2ml/kg	
0.2% 罗哌卡因	0.1~0.2ml/kg	
■ 解剖定位和超声引导下的阴茎背神经阻滞		
0.25% 布比卡因	0.1~0.2ml/kg	可乐定 1~2μg/kg
0.25% 左布比卡因	0.1~0.2ml/kg	
0.2% 罗哌卡因	0.1~0.2ml/kg	
■ 超声引导下腹直肌鞘阻滞和肋缘下腹横肌平面阻滞		
0.25% 布比卡因	0.2~0.5ml/kg	可乐定 1~2μg/kg （每一侧神经）
0.25% 左布比卡因	0.2~0.5ml/kg	
0.2% 罗哌卡因	0.2~0.5ml/kg	

注：可乐定、氯胺酮和右旋氯胺酮均为不含防腐剂的制剂。表中局麻药浓度为配制后终浓度。

■ 硬膜外患者自控镇痛（PCEA）

在儿童围手术期疼痛治疗中，PCEA 适用于术后中、重度疼痛的治疗。

儿童常用 PCEA 的用药策略,见表 4-17。

表 4-17 儿童常用 PCEA 的用药策略

局麻药	阿片类药物	PCEA 方案
罗哌卡因 0.062 5%~0.12%	舒芬太尼 0.5μg/ml	负荷剂量 0.1~0.3ml/kg
布比卡因 0.062 5%~0.1%	芬太尼 2μg/ml	背景剂量 0.1~0.3ml/(kg·h)
左旋布比卡因 0.062 5%~0.2%	吗啡 10μg/ml	冲击剂量 0.1~0.3ml/kg
		锁定时间 20~30 分钟
氯普鲁卡因 0.8%~1.4%		

注:在使用 PCEA 给药时,局麻药中加入阿片类药物发挥协同镇痛、降低两种药物的 ADR、减轻运动阻滞的发生;配制时第一列中任意一种局麻药可与第二列中任意一种阿片类药物配伍,根据所需镇痛时间确定配制药物的总容量,如需使用 PCEA 镇痛 50 小时,PCEA 装置输注速度为 2ml/h,则配制总体积为 100ml,再根据表中列出的局麻药和阿片类药物配制的最终浓度计算所需药量。同类药物不宜联合使用。根据患儿的年龄和理解程度,可采用患儿自控方式、家长控制或者护士控制方式给药。表中局麻药浓度为配制后终浓度。

儿童慢性疼痛

儿童治疗的主要目标是减轻、控制和预防慢性疼痛。根据疼痛的类型、来源、严重程度和持续时间,治疗策略有所不同。总体而言,在制定镇痛方案时应综合考虑如下因素:①患儿目前的疼痛药物治疗方案;②既往使用镇痛药物的经历,包括疗效与 ADR;③患儿的监护人使用镇痛药的经历和担忧;④既往使用的非药物干预措施;⑤儿童的应对能力;⑥社会和精神因素。

儿童慢性疼痛的药物治疗策略选择取决于疼痛强度和患儿对曾用药物的反应。

2012 年 WHO 推荐的"两步法"儿童慢性疼痛治疗策略,见表 4-18。

表 4-18　"两步法"儿童慢性疼痛治疗策略

疼痛程度	治疗策略
轻度疼痛(VAS<4)	对乙酰氨基酚和 / 或 NSAID
中至重度疼痛(VAS ≥ 4)	阿片类药物,如吗啡、羟考酮、氢吗啡酮、芬太尼和美沙酮等

在"两步法"中,对乙酰氨基酚是治疗儿童轻度疼痛应用最广泛的解热镇痛药。

儿童慢性疼痛对乙酰氨基酚用药策略,见表 4-19。

表 4-19　儿童慢性疼痛对乙酰氨基酚用药策略

给药途径	最大日剂量
口服给药	10~15mg/kg,每 4~6 小时 1 次
直肠给药	10~20mg/kg,每 4~6 小时 1 次
静脉给药	■ 2~12 岁儿童 单次给药:15mg/kg,每 6 小时 1 次 持续使用:12.5mg/kg,每 4 小时 1 次[最大日剂量 75mg/(kg·d)] ■ 体重 <50kg 的 12 岁以上青少年 单次给药:15mg/kg,每 6 小时 1 次 持续使用:12.5mg/kg,每 4 小时 1 次[最大日剂量 75mg/(kg·d)] ■ 体重 ≥ 50kg 的 12 岁以上青少年 单次给药:1 000mg,每 6 小时 1 次 持续使用:650mg,每 4 小时 1 次(最大日剂量 4 000mg)

注:口服或直肠给药时,儿童对乙酰氨基酚的每日累积剂量不应超过 100mg/kg,婴儿不应超过 75mg/kg。

患儿需要使用 NSAID 时首选布洛芬,布洛芬具有抗炎特性,对于主要由炎症引起的疾病,如幼年类风湿关节炎等,布洛芬镇痛作用可能比对乙酰氨基酚更有效。

布洛芬的儿童治疗剂量为 4~10mg/kg,每 6~8 小时 1 次,最大日剂量为 40mg/kg。其他 NSAID 的儿童用药剂量与注意事项见本节介绍。

中至重度疼痛的患儿,可选择中枢性镇痛药或阿片类药物进行治疗。根据疼痛的强度和持续时间、相关不良反应、既往经验、家属的意愿以及患儿情况等进行个体化选择。

中枢性镇痛药曲马多由于 CYP2D6 的遗传多态性可引起部分患儿对曲马多代谢不良,从而无法有效镇痛;在小部分超快代谢型的儿童中,曲马多的活性代谢产物增加,可导致药物过量,所以不建议 12 岁以下的患儿使用曲马多作为常规镇痛药物。12 岁及以上患儿使用曲马多时,可能会增加发生严重呼吸问题的风险,肥胖和有阻塞性睡眠呼吸暂停或严重肺病的患儿风险更高,因此,也需慎用曲马多。

可待因和对乙酰氨基酚复方制剂不再推荐用于 12 岁以下患儿疼痛的常规治疗,因其与呼吸困难和死亡有关,在较大的儿童中也应谨慎使用。

吗啡是中至重度疼痛患儿最常使用的阿片类药物,用于患儿慢性疼痛治疗的剂量滴定过程同成人。

儿童阿片类药物给药方式的适用范围,见表 4-20。

表 4-20　儿童阿片类药物给药方式的适用范围

给药方式	适用范围
口服给药	慢性疼痛首选
肌内注射	肌内注射本身会引起一定程度的疼痛,不是患儿最佳的镇痛方式
静脉给药	重度急性疼痛

续表

给药方式	适用范围
PCA	■ 小于 3 个月的婴儿尤其注意呼吸循环监护,根据镇痛不足或过于镇静的临床症状及时调整输注速率 ■ 3 个月 ~4 岁需要父母或护理人员控制 PCA 装置 ■ 4~6 岁的儿童一般在预感有疼痛时,需要得到父母和护理人员的鼓励后按压 PCA 按钮 ■ 6 岁以上的儿童能独立应用 PCA 进行良好镇痛

 案例

案例 1	
基本资料	男,2 岁 4 个月,身高 76cm,体重 12.5kg
主诉	发现胸背部隆起不对称 20 个月余
现病史	患儿于出生 7 个月左右被家人发现背部隆起不对称,弯腰时明显加重。14 个月时行支具佩戴至今。预行手术,就诊骨科
既往史	无特殊
检查	X 射线体层摄影示:脊柱侧弯畸形
既往用药史	无特殊
入院诊断	脊柱侧弯
治疗过程	患儿入院后行"全椎体切除术 + 后入路胸腰椎融合术"。术中予硬膜外阻滞,术后 PCA 镇痛,具体用药方案为:芬太尼注射液 500μg+0.9% 氯化钠注射液 100ml(负荷剂量 12μg,背景剂量 2ml/h,冲击剂量 0.5ml,锁定时间 15 分钟),同时给予对乙酰氨基酚 250mg,p.o.,q.6h.。术后 6 小时、24 小时、48 小时、72 小时的 VAS 评分分别为 3、2、2、1。患儿术后 2 天停用 PCA,术后 5 天停用对乙酰氨基酚,患儿亦未出现明显疼痛症状,术后整体恢复良好

Question1　该患儿术后对乙酰氨基酚的给药方案是否恰当?

患儿入院后行"全椎体切除术 + 后入路胸腰椎融合术",属于脊柱外科矫形手术。根据本节"表 4-10 儿童常见手术围手术期疼痛的药物治疗策略",脊柱外科矫形手术应选用: 硬膜外阻滞 +PCA+ 对乙酰氨基酚和 / 或 NSAID 进行术后镇痛,对乙酰氨基酚药物选用合理。

根据本书"表 4-11 儿童围手术期对乙酰氨基酚口服和直肠给药策略",该患儿年龄 2 岁 4 个月,体重 12.5kg,对乙酰氨基酚推荐剂量应为 187.5mg。该案例中,对乙酰氨基酚滴剂给药方案为 250mg,p.o.,q.6h.,单次剂量过大,用法用量不合理。

该方案也可根据本书"疼痛相关疾病药物治疗策略检索图"中"特殊人群→儿童→表 4-10 儿童常见手术围手术期疼痛的药物治疗策略"和"特殊人群→儿童→表 4-11 儿童围手术期对乙酰氨基酚口服和直肠给药策略"检索。

Question2　该患儿术后芬太尼的给药方案是否合理?

根据本节"表 4-15 儿童围手术期阿片类药物用药策略",儿童使用芬太尼行 PCA 时,背景剂量为 $0.3\sim0.8\mu g/(kg\cdot h)$,负荷剂量为 $0.5\sim1.0\mu g/kg$。

本案例中患儿体重 12.5kg,背景剂量为 $12.5kg \times (0.3\sim0.8)\mu g/(kg\cdot h) \times 50h=187.5\sim500\mu g$,负荷剂量为 $12.5\mu g$,患儿实际用药量为 PCA 芬太尼 $500\mu g$,负荷剂量为 $12\mu g$,故芬太尼的给药方案合理。

该方案也可根据本书"疼痛相关疾病药物治疗策略检索图"中"特殊人群→儿童→表 4-15 儿童围手术期阿片类药物用药策略"检索。

案例2	
基本资料	男,12岁,身高147cm,体重39kg
主诉	发现背部隆起不对称2年余
现病史	患儿于2年余前发现背部不对称,全脊柱X射线体层摄影示半椎体畸形,给予支具外固定等治疗,近年来,发现畸形程度逐渐加重。为求进一步治疗来院就诊
既往史	无特殊
检查	全脊柱CT平扫+三维重建示:脊柱侧弯畸形,T7椎体半椎体改变,L3椎体形态欠佳
既往用药史	无特殊
入院诊断	脊柱侧弯
治疗过程	患儿入院后行"全椎体切除术+后入路胸腰椎融合术",术中予硬膜外阻滞,术后予芬太尼注射液600μg+0.9%氯化钠注射液100ml(负荷剂量30μg,背景剂量2ml/h,冲击剂量0.5ml,锁定时间15分钟),同时予布洛芬200mg,p.o.,q.8h.。术后6小时、24小时、48小时、72小时的VAS评分分别为3、2、2、1。患儿术后2天停用PCA,术后5天停用对乙酰氨基酚,患儿亦未出现明显疼痛症状,术后整体恢复良好

Question1　该患儿术后疼痛评估使用VAS是否可行?

根据本书第一章第一节"图1-5各种疼痛评估方法建议的患儿使用年龄",7岁以上儿童可使用VAS、NRS进行评估。该患儿12岁,脊柱侧弯术后,可以采用VAS进行评估。

Question2　该患儿术后使用布洛芬混悬液是否恰当?

患儿行"全椎体切除术 + 后入路胸腰椎融合术",属于脊柱外科矫形手术。根据本节"表 4-10 儿童常见手术围手术期疼痛的药物治疗策略",脊柱外科矫形手术可选用硬膜外阻滞 +PCA+ 对乙酰氨基酚和 / 或 NSAID 进行术后镇痛。布洛芬是目前儿童使用安全证据最多的 NSAID,可以作为多模式镇痛的选择,根据本节"表 4-13 儿童常用 NSAID 给药策略",布洛芬用于儿童镇痛的常规剂量为 10mg/kg,给药间隔为 6~8 小时。该患儿体重 39kg,布洛芬用量应为 390mg,该患儿布洛芬混悬液给药方案为 200mg,p.o.,q.8h.,药物使用合理。

该方案也可根据本书"疼痛相关疾病药物治疗策略检索图"中"特殊人群→儿童→表 4-10 儿童常见手术围手术期疼痛的药物治疗策略"和"特殊人群→儿童→表 4-13 儿童常用NSAID 给药策略"检索。

参考文献

[1] KRAUSS B S, CALLIGARIS L, GREEN S M, et al. Current concepts in management of pain in children in the emergency department. Lancet, 2016, 387 (10013): 83-92.

[2] MILANI G P, BENINI F, DELL'ERA L, et al. Acute pain management: acetaminophen and ibuprofen are often under-dosed. Eur J Pediatr, 2017, 176 (7): 979-982.

[3] LEE G Y, YAMADA J, KYOLOLO O, et al. Pediatric clinical practice guidelines for acute procedural pain: a systematic review. PEDIATRICS, 2014, 133 (3): 500-515.

[4] New Zealand Guidelines Group. Management of burns and scalds in primary care. Accident Compensation Corporation, 2007, 1-5.

[5] 中华医学会麻醉学分会 . 小儿术后镇痛专家共识 . 北京 : 人民卫生出版社 , 2009.

[6] VITTINGHOFF M, LONNQVIST P A, MOSSETTI V, et

al. Postoperative pain management in children: guidance from the pain committee of the European Society for Paediatric Anaesthesiology (ESPA Pain Management Ladder Initiative). Paediatric Anaesthesia, 2018, 28 (6): 493-506.

［7］覃旺军, 邓昂. 特殊人群的疼痛药物治疗管理——早产儿及新生儿的疼痛用药. 中国疼痛医学杂志, 2019, 25 (8): 563-568.

附 录

附录 1　疼痛评估工具

附表 1-1　简明疼痛量表(BPI)

姓名:	年龄:	性别:	病案号:
诊断:		评估时间:	

1. 大多数人一生中都有过疼痛经历(如轻微头痛、扭伤后痛、牙痛)。除这些常见的疼痛外,现在您是否还感到有别的类型的疼痛?

(1)是　(2)否

2. 请您在下图中标出您的疼痛部位,并在疼痛最剧烈的部位以"X"标出。

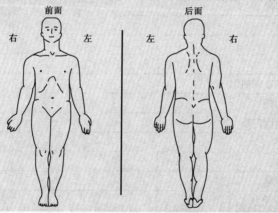

3. 请选择下面的一个数字,以表示过去 24 小时内您疼痛最剧烈的程度。

(不痛)0　1　2　3　4　5　6　7　8　9　10(最剧烈)

4. 请选择下面的一个数字,以表示过去 24 小时内您疼痛最轻微的程度。

(不痛)0　1　2　3　4　5　6　7　8　9　10(最剧烈)

续表

5. 请选择下面的一个数字,以表示过去 24 小时内您疼痛的平均程度。
(不痛)0　1　2　3　4　5　6　7　8　9　10(最剧烈)

6. 请选择下面的一个数字,以表示您目前的疼痛程度。
(不痛)0　1　2　3　4　5　6　7　8　9　10(最剧烈)

7. 您希望接受何种药物或治疗来控制您的疼痛?

8. 在过去的 24 小时内,由于药物或治疗的作用,您的疼痛缓解了多少? 请选择下面的一个百分数,以表示疼痛缓解的程度。

(无缓解)0　10%　20%　30%　40%　50%　60%　70%　80%　90%　100%(完全缓解)

附表 1-2　麦吉尔疼痛问卷(MPQ)

问卷内容				
项目	无(0 分)	轻度(1 分)	中度(2 分)	重度(3 分)
跳痛				
刀割样				
刺痛				
锐痛				
绞痛				
痉挛牵掣痛				
热灼痛				
持续固定痛				
胀痛				
触痛				
撕裂痛				
软弱无力				
厌烦				
害怕				
受罪惩罚感				

续表

VAS(视觉模拟评分 10cm;1cm=1 分,不痛 0 分,最痛 10 分):

不痛|————————————————————|最痛

目前的疼痛强度

无 = 0 分 _____

轻度 = 1 分 _____

不适 = 2 分 _____

苦恼 = 3 分 _____

恐惧 = 4 分 _____

剧痛 = 5 分 _____

得分总分 = 项目总得分 + 视觉模拟评分 + 目前的疼痛强度得分;没有既定的临界点。得分越高,疼痛越严重

附表 1-3 ID 疼痛问卷

问卷内容

把图中你感到疼痛的区域涂黑,如果疼痛区域超过 1 处,则圈出你感觉最疼的区域。

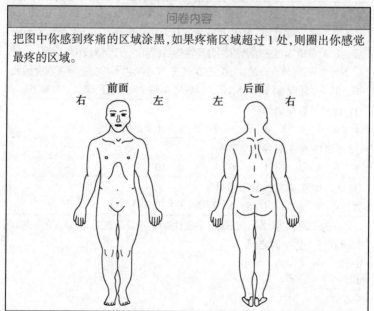

续表

根据过去一周的疼痛标出"是"或者"否"		
问题	得分	
	是	否
疼痛有针扎的感觉吗?	1	0
疼痛有热或者灼烧的感觉吗?	1	0
疼痛有发麻的感觉吗?	1	0
疼痛有电击的感觉吗?	1	0
衣物或者床单的接触会加重疼痛吗?	1	0
疼痛仅限于关节吗?	−1	0
得分 ≥ 3 表示可能存在神经性疼痛,有必要进行更详细的评估		

附表 1-4　神经病理性疼痛症状量表(NPSI)

量表内容
该调查表旨在帮助您的医生更好地评估和治疗您感觉到的各种类型的疼痛。我们希望知道您是否感到自发性疼痛,即没有任何刺激的疼痛。对于以下每个问题,请选择最能描述您在过去 24 小时内平均自然疼痛程度的数字。如果您还没有感到疼痛,请选择数字 0(每个问题仅需圈出一个数字)。
Q1. 疼痛是否呈烧灼感? 无　0　1　2　3　4　5　6　7　8　9　10　最严重
Q2. 您的疼痛感觉像绞窄感吗? 无　0　1　2　3　4　5　6　7　8　9　10　最严重
Q3. 您的疼痛感觉像受压感吗? 无　0　1　2　3　4　5　6　7　8　9　10　最严重
Q4. 在过去的 24 小时内,您出现了自发性疼痛,选择最能说明您情况的回答。 持续在_____小时之间 8~12 4~7 1~3 0~1

我们希望知道您是否有短暂的疼痛发作。对于以下每个问题,请选择最能说明您过去 24 小时内疼痛发作的平均严重程度的数字。如果您还没有感到疼痛,请选择数字 0(每个问题仅需圈出一个数字)。

Q5. 您的疼痛感觉像电击吗?

无　0　1　2　3　4　5　6　7　8　9　10　最严重

Q6. 您的疼痛感觉像刀刺样疼痛吗?

无　0　1　2　3　4　5　6　7　8　9　10　最严重

Q7. 在过去的 24 小时内,您经历了多长时间疼痛发作? 选择最能说明您情况的回答。

超过 20 小时

11~20 小时

6~10 小时

1~5 小时

无疼痛发作

我们想知道您是否因疼痛部位的触摸、轻压、接触寒冷或温暖而感到疼痛加剧。对于以下每个问题,请选择最能描述您在过去 24 小时内引起的疼痛的平均严重程度的数字。如果您还没有感到疼痛,请选择数字 0(每个问题仅需圈出一个数字)。

Q8. 触摸疼痛部位会引起或加剧疼痛吗?

无　0　1　2　3　4　5　6　7　8　9　10　最痛

Q9. 轻压疼痛部位会引起或加剧疼痛吗?

无　0　1　2　3　4　5　6　7　8　9　10　最痛

Q10. 疼痛部位接触冷的物品会引起或加剧疼痛吗?

无　0　1　2　3　4　5　6　7　8　9　10　最痛

我们希望知道您是否在疼痛区域感觉异常。对于以下每个问题,请选择最能说明过去 24 小时内您的异常感觉的平均严重程度的数字。如果您还没有感觉,请选择数字 0(每个问题仅需圈出一个数字)。

Q11.　您有感觉到针刺感吗?

无　0　1　2　3　4　5　6　7　8　9　10　最严重

Q12.　您有感觉到麻刺感吗?

无　0　1　2　3　4　5　6　7　8　9　10　最严重

结果	
总强度得分	分项得分
1. Q1=	灼烧（表面）自发性疼痛：
	Q1 = /10
2. Q2+ Q3 =	压迫（深部）自发性疼痛：
	(Q2 + Q3)/2 = /10
3. Q5+ Q6=	阵发性疼痛：
	(Q5+ Q6)/2= /10
4. Q8+ Q9+ Q10=	诱发疼痛：
	(Q8+ Q9+ Q10)/3= /10
5. Q11+ Q12=	感觉异常/迟钝：
	(Q11+ Q12)/2= /10
总分 =(1+2+3+4+5)=	
/100	

附表 1-5　利兹神经病理性症状和体征评分法（LANSS）

量表内容
A. 疼痛问卷
回想一下上周您的感觉。 判断描述是否完全符合您的疼痛。
1）您的疼痛感是否使您的皮肤有奇怪、不舒服的感觉？刺痛、针扎等字眼可以描述这些感觉。
a）否，我的疼痛不是这种感觉　　　　　　　　　　　　　　(0)
b）是，我经常感觉到这种疼痛　　　　　　　　　　　　　　(5)
2）疼痛部位的皮肤颜色和正常皮肤一样吗？皮肤斑驳或变得发红可以描述皮肤外观。
a）否，疼痛没有影响皮肤颜色　　　　　　　　　　　　　　(0)
b）是，疼痛改变了皮肤的颜色　　　　　　　　　　　　　　(5)

3)疼痛区的皮肤会变得异常敏感吗？如轻轻抚摸皮肤会感到不适或穿紧身衣服时会感到疼痛,可以说明异常的敏感性。

a)否,疼痛区的皮肤没有变得异常敏感   (0)

b)是,疼痛区的皮肤对触碰变得异常敏感   (3)

4)是否出现过休息时没有明显原因的情况下疼痛突然发作？电击、跳动和爆裂等词语可以描述这些感觉。

a)否,我的疼痛不是这种感觉   (0)

b)是,我经常有这种感觉   (2)

5)您是否感到疼痛部位的皮肤温度发生了异常变化？像灼热和火烧这样的词语可以描述这些感觉。

a)否,我没有这种感觉   (0)

b)是,我经常有这种感觉   (2)

B. 感觉测试

1)感觉异常:在非疼痛区域和疼痛区域检查以药棉轻轻触碰的反应。如果在非疼痛部位出现正常感觉,而在疼痛区域出现痛或不愉快的感觉(刺痛、恶心),则存在感觉异常。

a)否,两个区域感觉均为正常   (0)

b)是,只有疼痛区域感觉异常   (2)

2)针刺阈值改变:通过比较将23号(蓝色)针头轻轻放在非疼痛区域和疼痛区域的皮肤上的反应进行比较,确定针刺阈值,如果在非疼痛区域感觉到针刺痛,但在疼痛区域有不同的感觉,例如无痛或钝痛(针刺阈值升高)或非常疼痛的感觉(针刺阈值降低),则针刺阈值改变。

如果在任何一个地方都没有感觉到针刺,请将2ml注射器针筒安装到针头上以增加重量并重复操作。

a)否,两个区域感觉相同   (0)

b)是,疼痛区域针刺阈值改变   (2)

得分(将括号中分数相加得到总分,最高24):如果得分 <12,神经病理性机制不太可能解释患者的疼痛;如果得分 ≥ 12,可能存在神经病理性疼痛

附表 1-6　抑郁自评法（SDS）

问题	A （1分）	B （2分）	C （3分）	D （4分）
1. 我觉得闷闷不乐,情绪低沉				
2. 我觉得不安而平静不下来				
3. 我一阵阵地哭出来或是想哭				
4. 我晚上睡眠不好				
5. 我比平常容易激动				
6. 我认为如果我死了别人会生活得更好些				
7. 我发觉我的体重在下降				
8. 我有便秘的苦恼				
9. 我心跳比平时快				
10. 我无缘无故感到疲乏				
11. 我的头脑和平时一样清楚				
12. 我觉得经常做的事情并没有困难				
13. 我觉得一天之中早晨最好				
14. 我对将来抱有希望				
15. 我吃得和平时一样多				
16. 我觉得做出决定是容易的				
17. 我觉得自己是有用的人,有人需要我				
18. 我的生活过得很有意思				
19. 我与异性接触时和以往一样感到愉快				
20. 平常感兴趣的事我仍然照样感兴趣				

注:A 表示没有或很少时间(过去一周内,出现这类情况的日子不超过一天);B 表示小部分时间(过去一周内,有 1~2 天有过这类情况);C 表示相当多时间(过去一周内,3~4 天有过这类情况);D 表示绝大部分或全部时间(过去一周内,有 5~7 天有过这类情况);根据你最近一周的实际情况进行选择;52 分以下表示无明显症状;53~62 分表示轻度抑郁;63~72 分表示中度抑郁;73 分以上表示重度抑郁。

附表 1-7　焦虑自评法（SAS）

问题	1分	2分	3分	4分
1. 我觉得比平时容易紧张和着急				
2. 我无缘无故地感到害怕				
3. 我容易心里烦乱或觉得惊恐				
4. 我觉得我可能将要发疯				
5. 我觉得一切都很好，也不会发生什么不幸				
6. 我手脚发抖打颤				
7. 我因为头痛、颈痛和背痛而苦恼				
8. 我感觉容易衰弱和疲乏				
9. 我觉得心平气和，并且容易安静坐着				
10. 我觉得心跳很快				
11. 我因为一阵阵头晕而苦恼				
12. 我有过晕倒发作，或觉得要晕倒似的				
13. 我呼气吸气都感到很容易				
14. 我手脚麻木和刺痛				
15. 我因胃痛和消化不良而苦恼				
16. 我常常要小便				
17. 我的手常常是干燥温暖的				
18. 我脸红发热				
19. 我容易入睡并且一夜睡得很好				
20. 我做恶梦				

注：SAS 采用四级评分，主要评定项目所定义的症状出现的频度；表格中，1分表示没有或很少时间；2分表示小部分时间；3分表示相当多的时间；4分表示绝大部分或全部时间。最终得分 50~59 分表示轻度焦虑；60~69 分表示中度焦虑；69 分以上表示重度焦虑。

附表 1-8　健康调查简表(SF-36)

量表内容

1. 总体来讲,您的健康状况是:
①非常好　②很好　③好　④一般　⑤差

2. 跟 1 年前比您觉得自己的健康状况是:
①比 1 年前好多了　②比 1 年前好一些　③跟 1 年前差不多　④比 1 年前差一些　⑤比 1 年前差多了(权重或得分依次为 1,2,3,4 和 5)

健康和日常活动

3. 以下这些问题都和日常活动有关。请您想一想,您的健康状况是否限制了这些活动? 如果有限制,程度如何?

(1)重体力活动。如跑步举重、参加剧烈运动等:①限制很大　②有些限制　③毫无限制(权重或得分依次为 1,2,3 ;下同)

(2)适度的活动。如移动一张桌子、扫地、打太极拳、做简单体操等:①限制很大　②有些限制　③毫无限制

(3)手提日用品。如买菜、购物等:①限制很大　②有些限制　③毫无限制

(4)上几层楼梯:①限制很大　②有些限制　③毫无限制

(5)上一层楼梯:①限制很大　②有些限制　③毫无限制

(6)弯腰、屈膝、下蹲:①限制很大　②有些限制　③毫无限制

(7)步行 1 500 米以上的路程:①限制很大　②有些限制　③毫无限制

(8)步行 1 000 米的路程:①限制很大　②有些限制　③毫无限制

(9)步行 100 米的路程:①限制很大　②有些限制　③毫无限制

(10) 自己洗澡、穿衣:①限制很大　②有些限制　③毫无限制

4. 在过去 4 个星期里,您的工作和日常活动有无因为身体健康的原因而出现以下这些问题?

(1)减少了工作或其他活动时间:①是　②不是(权重或得分依次为 1,2 ;下同)

(2)本来想要做的事情只能完成一部分:①是　②不是

(3)想要干的工作或活动种类受到限制:①是　②不是

(4)完成工作或其他活动困难增多(如需要额外的努力):①是　②不是

量表内容

5. 在过去 4 个星期里,您的工作和日常活动有无因为情绪的原因(如压抑或忧虑)而出现以下这些问题?

(1)减少了工作或活动时间:①是　②不是(权重或得分依次为 1,2;下同)

(2)本来想要做的事情只能完成一部分:①是　②不是

(3)做事情不如平时仔细:①是　②不是

6. 在过去 4 个星期里,您的健康或情绪不好在多大程度上影响了您与家人、朋友、邻居或集体的正常社会交往?

①完全没有影响　②有一点影响　③中等影响　④影响很大　⑤影响非常大(权重或得分依次为 5,4,3,2,1)

7. 在过去 4 个星期里,您有身体疼痛吗?　①完全没有疼痛　②有一点疼痛　③中等疼痛　④严重疼痛　⑤很严重疼痛(权重或得分依次为 6,5.4,4.2,3.1,2.2,1)

8. 在过去 4 个星期里,您的身体疼痛影响了您的工作和家务吗?　①完全没有影响　②有一点影响　③中等影响　④影响很大　⑤影响非常大(如果 7 无 8 无,权重或得分依次为 6,4.75,3.5,2.25,1;如果 7 有 8 无,则为 5,4,3,2,1)

9. 以下这些问题是关于过去 1 个月里您自己的感觉,对每一条问题所说的事情,您的情况是什么样的?

(1)您觉得生活充实:①所有的时间　②大部分时间　③比较多时间　④一部分时间　⑤小部分时间　⑥没有这种感觉(权重或得分依次为 6,5,4,3,2,1)

(2)您是一个敏感的人:①所有的时间　②大部分时间　③比较多时间　④一部分时间　⑤小部分时间　⑥没有这种感觉(权重或得分依次为 1,2,3,4,5,6)

(3)您的情绪非常不好,什么事都不能使您高兴起来:①所有的时间　②大部分时间　③比较多时间　④一部分时间　⑤小部分时间　⑥没有这种感觉(权重或得分依次为 1,2,3,4,5,6)

(4)您的心里很平静:①所有的时间　②大部分时间　③比较多时间　④一部分时间　⑤小部分时间　⑥没有这种感觉(权重或得分依次为 6,5,4,3,2,1)

续表

量表内容

(5) 您做事精力充沛:①所有的时间　②大部分时间　③比较多时间　④一部分时间　⑤小部分时间　⑥没有这种感觉(权重或得分依次为 6,5,4,3,2,1)

(6) 您的情绪低落:①所有的时间　②大部分时间　③比较多时间　④一部分时间　⑤小部分时间　⑥没有这种感觉(权重或得分依次为 1,2,3,4,5,6)

(7) 您觉得筋疲力尽:①所有的时间　②大部分时间　③比较多时间　④一部分时间　⑤小部分时间　⑥没有这种感觉(权重或得分依次为 1,2,3,4,5,6)

(8) 您是个快乐的人:①所有的时间　②大部分时间　③比较多时间　④一部分时间　⑤小部分时间　⑥没有这种感觉(权重或得分依次为 6,5,4,3,2,1)

(9) 您感觉厌烦:①所有的时间　②大部分时间　③比较多时间　④一部分时间　⑤小部分时间　⑥没有这种感觉(权重或得分依次为 1,2,3,4,5,6)

10. 不健康影响了您的社会活动(如走亲访友):①所有的时间　②大部分时间　③比较多时间　④一部分时间　⑤小部分时间　⑥没有这种感觉(权重或得分依次为 1,2,3,4,5,6)

总体健康情况

11. 请看下列每一条问题,哪一种答案最符合您的情况?

(1) 我好像比别人容易生病:①绝对正确　②大部分正确　③不能肯定　④大部分错误　⑤绝对错误(权重或得分依次为 1,2,3,4,5)

(2) 我跟周围人一样健康:①绝对正确　②大部分正确　③不能肯定　④大部分错误　⑤绝对错误(权重或得分依次为 5,4,3,2,1)

(3) 我认为我的健康状况在变坏:①绝对正确　②大部分正确　③不能肯定　④大部分错误　⑤绝对错误(权重或得分依次为 1,2,3,4,5)

(4) 我的健康状况非常好:①绝对正确　②大部分正确　③不能肯定　④大部分错误　⑤绝对错误(权重或得分依次为 5,4,3,2,1)

注:SF-36 作为简明健康调查问卷,它从生理机能、生理职能、躯体疼痛、一般健康状况、精力、社会功能、情感职能以及精神健康等 8 个方面全面概括了被调查者的生存质量,总分越高说明生活质量越高,反之则越低。

附录 2　镇痛药物相关信息速查表格

附表 2-1　常用 NSAID 在正常成人中的用法用量

药物	分类	给药途径	用法用量
萘普生	非选择性 COX 抑制剂	p.o.	首剂 500mg，以后必要时 0.25g，q.6h.~q.8h.
氟比洛芬酯	非选择性 COX 抑制剂	i.v.	50mg/次，q.6h.~q.8h.，最大日剂量 200mg；首剂 50mg，100~150mg/d
氯诺昔康	非选择性 COX 抑制剂	i.m./i.v.	起始 8mg，若疼痛缓解不理想，可加用一次 8mg，最大日剂量 24mg，其后 8mg，b.i.d.
双氯芬酸	非选择性 COX 抑制剂	p.o.	75mg/次，q.d.~b.i.d.，最大日剂量 75~150mg
酮咯酸	非选择性 COX 抑制剂	i.m./i.v.	开始 30mg/次，以后 15~30mg/次，q.6h.，最大日剂量 120mg，连续用药不超过 2 天

续表

药物	分类	给药途径	用法用量
吡罗昔康	非选择性 COX 抑制剂	p.o.	20mg/次,q.24h.;10mg/次,q.12h.
布洛芬	非选择性 COX 抑制剂	p.o.	200~400mg,q.4h.~q.6h.,最大日剂量 2 400~3 600mg
美洛昔康	选择性 COX-2 抑制剂	p.o.	7.5~15mg,q.d.~b.i.d.
艾瑞昔布	选择性 COX-2 抑制剂	p.o.	100mg,b.i.d.,最大日剂量 400mg
塞来昔布	选择性 COX-2 抑制剂	p.o.	100~200mg/次,q.d.~b.i.d.,最大日剂量 200~400mg
帕瑞昔布	选择性 COX-2 抑制剂	i.m./i.v.	首剂 40mg,随后视需要,间隔 6~12 小时给予 20mg/40mg,最大日剂量 80mg

注:此表用量为成人常用量。

附表 2-2　常用 NSAID 相互作用监护要点

合用药物	相互作用结果	监护要点
阿司匹林	非选择性 COX 抑制剂削弱阿司匹林预防心血管风险的效果	■ 首选选择性 COX-2 抑制剂 ■ 若需要短期使用非选择性 COX 抑制剂,服用阿司匹林至少 2 小时后再服用;同时应加用 PPI 或胶体次枸橼酸铋预防胃肠道不良反应
甲氨蝶呤	可减少甲氨蝶呤的肾脏清除,导致其血药浓度升高	■ 接受抗肿瘤剂量甲氨蝶呤治疗的患者通常不应联用 NSAID ■ 使用甲氨蝶呤治疗风湿性疾病时应监测甲氨蝶呤的血药浓度,及时调整剂量
ACEI	加重高钾血症,可降低 ACEI 的疗效	■ 监测血压,调整 ACEI 剂量,或使用其他种类降压药物
糖皮质激素	发生消化性溃疡的风险显著升高	■ 两类药物不常规联用 ■ 若需短期联用,应合用胃黏膜保护剂或 PPI
华法林	增加出血风险	■ 选择性 COX-2 抑制剂谨慎用于心血管风险低的患者,并告知患者相关风险 ■ 可根据患者情况换用对乙酰氨基酚

附表 2-3 常用阿片类药物的药代动力学特点

药物	镇痛强度	生物利用度	代谢酶	无活性代谢产物	活性代谢产物	排泄
吗啡	1	25%	—	M3G 55%	M6G 10%	肾
可待因	1/3	—	—	C6G 81%	M6G 10%	肾
羟考酮	2	60%~87%	—	羟考酮-3-葡萄糖醛酸苷	—	肾
			CYP2D6	—	羟吗啡酮(含量极微)	
			CYP3A4	—	去甲羟考酮(镇痛强度极弱)	
丁丙诺啡	10~100	55%	—	丁丙诺啡-3-葡萄糖醛酸苷	M3G	胆汁
芬太尼	75~100	92%	CYP3A4	正芬太尼	—	肾、肠

注:M3G 表示吗啡-3-葡萄糖苷酸;M6G 表示吗啡-6-葡萄糖苷酸;C6G 表示可待因-6-葡萄糖苷酸;CYP2D6 表示细胞色素 P450 2D6;CYP3A4 表示细胞色素 P450 3A4。

附表 2-4　不同阿片类药物之间的剂量换算

药物	肠外剂量 / mg	等效口服剂量 / mg	转换系数	镇痛持续时间 /h
吗啡	10	30	3	3~4
氢吗啡酮	1.5	7.5	5	2~3
芬太尼	0.1	—	—	—
羟考酮	—	15~20	—	3~5
氢可酮	—	30~45	—	3~5
羟吗啡酮	1	10	10	3~6
可待因	—	200	—	3~4
曲马多	100	300	3	—

注:如需将吗啡注射液 10mg 换算为口服给药,给药剂量 = 肠外剂量 × 转换系数 = 10mg × 3= 口服吗啡 30mg。

附表 2-5　口服吗啡转换为口服美沙酮的剂量换算

口服吗啡 /mg	等效口服美沙酮 /mg	转换系数
30~90	7.5~22.5	0.25
91~300	11.375~37.5	0.125
300~600	30~60	0.1
600~800	50~66.67	0.083
800~1 000	53.33~66.67	0.067
>1 000	>50	0.05

注:如需将口服吗啡 40mg 换算成口服美沙酮进行治疗,转换系数为 0.25,美沙酮给药剂量 = 口服吗啡剂量 × 转换系数 = 40mg × 0.25= 10mg。

附表 2-6　其他阿片类药物转换成芬太尼透皮贴剂的剂量换算

芬太尼透皮贴剂 / (μg/h)	等效吗啡剂量 / (mg/d)		等效羟考酮剂量 / (mg/d)		等效氢吗啡酮剂量 / (mg/d)	
	p.o.	i.v./i.m.	p.o.	i.v./i.m.	p.o.	i.v./i.m.
25	60	20	30	1.5	15	3
50	120	40	60	3.0	30	6
75	180	60	90	4.5	45	9
100	240	80	120	6.0	60	12

注：如需将吗啡注射液 60mg/d 换算成芬太尼透皮贴剂镇痛，则吗啡注射液 60mg/d 相当于芬太尼透皮贴剂剂量 75μg/h，全天给药剂量为 75μg/h×24h=1 800μg。

附表 2-7　阿片类药物不良反应的处理

不良反应类型	处理方式
便秘	■ 粪便软化剂：聚乙二醇 4 000 10g,p.o.,b.i.d.；乳果糖 30~60ml,p.o.,q.d.；氢氧化镁 30~60ml,p.o.,q.d. 等 ■ 刺激性泻剂：比沙可啶 5~15mg,p.o.,q.d.；番泻叶初始剂量 17.2mg,p.o.,q.d.，最大日剂量 68.8mg，必要时灌肠或合用其他镇痛药物
恶心呕吐	■ 丙氯拉嗪 10mg,p.o.,q.4h./p.r.n.；甲氧氯普胺 10~15mg,p.o.,/i.v.,q.4h./p.r.n.；氟哌啶醇 0.5~1mg,p.o./i.v.q.6h.~q.8h. ■ 以上药物缓解不佳时可加用格拉司琼 2mg,p.o./i.v.,q.d.，或昂丹司琼 8mg,p.o./i.v.,t.i.d.
瘙痒	■ 苯海拉明 25~50mg,p.o./i.v.,q.6h.，或异丙嗪 12.5~25mg,p.o.,q.6h. ■ 若瘙痒持续存在，可加用纳布啡 0.5~1mg,i.v.,q.6h.；纳洛酮 0.25μg/(kg·h)，最大剂量 1μg/(kg·h)

不良反应类型	处理方式
谵妄	■ 氟哌啶醇 0.5~2mg,p.o./i.v.,q.4h.~q.6h.；奥氮平 2.5~5mg,p.o.,q.6h.~q.8h.；利培酮 0.25~0.5mg,p.o.,q.d./b.i.d.
呼吸抑制	■ 将纳洛酮 0.4mg/ml 用 9ml 生理盐水稀释,稀释后总体积为 10ml,每 30~60 秒给药 1~2ml,即 0.04~0.08mg ■ 若 10 分钟内无效且纳洛酮总量达 1mg,考虑其他原因
过度镇静	■ 若初次使用阿片类药物后发生过度镇静持续 1 周,评估原因,可更换药物或使用咖啡因 100~200mg,p.o.,q.4h.

附表 2-8　常用单胺氧化酶抑制剂

药物名称	适应证	用法用量
托洛沙酮	抑郁症	200mg,p.o.,t.i.d.
吗氯贝胺	抑郁症	50~100mg,p.o.,b.i.d./t.i.d.
司来吉兰	抑郁症	5mg,p.o.,q.d.,可增至每天 10mg p.o./b.i.d.
雷沙吉兰	抑郁症	1mg,p.o.,q.d.
异烟肼	结核病	300mg,p.o.,q.d.
帕吉林	高血压	10mg,p.o.,q.d./b.i.d.
盐酸甲基苄肼	霍奇金病	50mg,p.o.,t.i.d.
苯异丙肼	抑郁症	首剂 50mg,p.o.,q.d.,随后剂量 25~50mg,p.o.,q.d.
苯环丙胺	抑郁症	10mg,p.o.,b.i.d.
苯乙肼	抑郁症	10~15mg,p.o.,t.i.d.
异丙肼	抑郁症	50~150mg,p.o.,q.d.

附表 2-9　特殊人群加巴喷丁使用剂量速查表

肌酐清除率 /（ml/min）	给药方案	肝功能不全者	3~12 岁儿童	孕妇及哺乳期妇女
>60	400mg t.i.d.	无须调整	■ 起始 10~15mg/(kg·d), t.i.d.,3 天达有效剂量	■ 孕妇权衡利弊
30~60	300mg b.i.d.			■ 哺乳期安全性分级 L2 级,哺乳期可以使用
15~30	300mg q.d.		■ 5~12 岁,25~35mg/(kg·d),t.i.d.	
<15	300mg q.o.d.[a]		■ 3~4 岁,40mg/(kg·d), t.i.d.,必要时 50mg/(kg·d),t.i.d.	
<15[b]	200~300mg q.o.d.			

注:a 代表隔日 1 次;b 代表透析患者;接受过加巴喷丁治疗的初始剂量为 300~400mg,然后每透析 4 小时给予加巴喷丁 200~300mg。

附表 2-10　特殊人群普瑞巴林使用剂量速查表

肌酐清除率 /（ml/min）	每日总剂量 /mg	给药方案	肝功能不全者	儿童	孕妇及哺乳期妇女
>60	150~600	b.i.d./t.i.d.	无须调整	小于 12 岁或 12~17 岁青少年不推荐使用	不建议使用
30~60	75~300	b.i.d./t.i.d.			
15~30	25~150	q.d./b.i.d.			
<15	25~75	q.d.			

附表 2-11　特殊人群卡马西平使用注意事项

老年人	儿童	孕妇	哺乳期妇女	肝功能不全者	有药物过敏病史者
生理功能降低,酌情减量	清除较快,剂量可高于成人	权衡利弊,特别是妊娠前 3 个月	避免用药,用药期间停止哺乳	慎用	慎用

附表 2-12　术后疼痛治疗中不同给药途径的适用范围

给药途径	适用范围
全身给药	■ 口服给药适用于神志清醒的、非胃肠手术和术后胃肠功能良好患者的术后轻、中度疼痛的控制 ■ 肌内注射给药适用于门诊手术和短小手术术后单次给药,连续使用不超过 3~5 天 ■ 单次或间断静脉注射给药适用于门诊手术和短小手术 ■ 持续静脉注射给药适用于大手术后中重度疼痛的治疗
切口局部浸润	适用于浅表或小切口手术如阑尾切除术、疝修补术、膝关节镜检术等
外周神经阻滞	适用于相应神经丛、神经干支配区域的术后镇痛,如肋间神经阻滞、上肢神经阻滞(臂丛)、椎旁神经阻滞、下肢神经阻滞(腰丛、股神经、坐骨神经和腘窝)等
硬膜外腔给药	适用于胸、腹部及下肢术后

注:口服给药可在术后疼痛减轻后作为其他给药途径的延续;外周神经阻滞时使用导管留置持续给药,可以获得长时间的镇痛效果;硬膜外镇痛可改善冠状动脉血流量、减慢心率,有利于纠正心肌缺血;腹部术后硬膜外镇痛虽然可能导致胸部和下肢血管代偿性收缩,但可改善肠道血流,有利于肠蠕动恢复和肠功能恢复;术后下肢硬膜外腔镇痛,深静脉血栓的发生率较低,在下腹部和下肢手术中,几乎可以完全阻断手术创伤引起的过高应激反应。

附表 2-13　不能使用 PVC 输液管的镇痛药物

药品名称	使用后果
地西泮注射液	塑化剂 DEHP 析出(辅料含丙二醇、乙醇、苯甲醇)
地佐辛注射液	塑化剂 DEHP 析出(辅料含丙二醇)
氟比洛芬酯注射液	塑化剂 DEHP 析出

注:DEHP 是指邻苯二甲酸二(2-乙基己基)酯。以上推荐来源于原国家食品药品监督管理总局《一次性使用输注器具产品注册技术审查指导原则》。

附表 2-14 骨质疏松症及脆性骨折风险因素

因素类别	内容
不可控因素	年龄；过早停经史（<45 岁）；脆性骨折史；家族脆性骨折史
可控因素	低体重（BMI<20kg/m²）；大量饮酒（>2 单位 */d）；高钠摄入；低骨密度；钙和 / 或维生素 D 摄入减少；制动；吸烟；日常活动减少；跌倒 **疾病：** (1)内分泌疾病：糖尿病、甲状旁腺功能亢进、甲状腺功能亢进、原发性甲状旁腺功能亢进、垂体前叶功能减退症、性腺功能减退症、库欣综合征、神经性厌食、雄激素抵抗综合征、高钙尿症等 (2)风湿免疫性疾病：类风湿关节炎、系统性红斑狼疮、强直性脊柱炎、其他风湿免疫性疾病等 (3)消化系统疾病：炎症性肠病、吸收不良、慢性肝病、胃肠道旁路或其他手术、胰腺疾病、乳糜泻等 (4)神经肌肉疾病：癫痫、阿尔茨海默病、帕金森病、多发性硬化症、中风、脊髓损伤、肌萎缩等 (5)血液系统疾病：多发性骨髓瘤、淋巴瘤、白血病、单克隆免疫球蛋白病、血友病、镰状细胞贫血、系统性肥大细胞增多症、珠蛋白生成障碍性贫血等 (6)其他疾病：中度至重度慢性肾脏疾病、哮喘、慢性代谢性酸中毒、慢性阻塞性肺疾病、器官移植后、充血性心衰、抑郁、艾滋病、淀粉样变等 **药物：**促性腺激素受体激动剂、糖皮质激素、抗凝剂（肝素）、质子泵抑制剂、抗抑郁药物（长期使用）、抗癫痫药、噻唑烷二酮类增敏剂、芳香化酶抑制剂、肿瘤化疗药、巴比妥类药物、铝剂（抑酸剂）、环孢素、他克莫司、甲状腺激素、选择性 5- 羟色胺再摄取抑制剂、抗病毒药

　　注：BMI，body mass index，身体质量指数；*1 个单位相当于 8~10g 乙醇，相当于 285ml 啤酒 /120ml 葡萄酒 /30ml 烈性酒。

附表 2-15　美国 FDA 妊娠及哺乳期用药安全性分级标准

分级	安全性说明

妊娠期用药对胎儿安全性

A　设对照组的药物研究中,在妊娠首 3 个月的妇女中未见到药物对胎儿产生危害的迹象(并且也没有在其后 6 个月具有危害性的证据),该药物对胎儿的影响甚微

B　动物生殖研究未能证明对胎儿有风险,但并未在设对照的孕妇中得到证实

C　动物生殖研究已经显示出对胎儿的不利影响,或尚无设对照的孕妇研究,或尚未对孕妇及动物进行研究。但在孕妇中使用这种药物有潜在的好处,尽管有潜在的风险,需权衡利弊

D　有明确的证据表明,药物对人类胎儿有危险性,但潜在的好处可能会使孕妇使用这种药物,尽管有潜在的风险

X　对动物或人类的研究已经证明了药物对胎儿有危害,而在孕妇中使用这种药物的风险明显超过了潜在的好处,因此禁用于孕妇或可能怀孕的患者

哺乳期用药对乳儿安全性

L1　最安全:在哺乳期妇女的对照研究中,没有发现对乳儿有危害的证据,或者对乳儿的影响甚微

L2　较安全:在有限数量的哺乳期妇女的对照研究中,未发现对乳儿明显副作用,或者危险性证据很少

L3　中等安全:没有在哺乳期妇女中进行对照研究,但喂哺婴儿出现不良反应的危害性可能存在;或者对照研究仅显示有很轻微的非致命性的副作用

L4　可能危险:有对喂哺婴儿或母乳制品的危害性的明确证据,哺乳期妇女处在危及生命或严重疾病的情况下,如果其他较安全的药物不能使用或使用无效,考虑使用本类药物的利大于弊后方可使用,同时停止哺乳

L5　禁忌:本类药物禁用于哺乳期妇女

注:妊娠及哺乳期药物安全性分别针对胎儿和乳儿。一般情况下,哺乳期药物安全性分级 L1~L3 的药物使用时可以不用停止哺乳,L4 与 L5 的药物需要停止哺乳。2014 年 FDA 发布了新的怀孕与哺乳期标示规则(pregnancy and lactation labeling rule,PLLR),该规则还未在国内推广执行,故沿用旧的安全性分级。

附表 2-16　常用 NSAID 哺乳期安全性分级

药物	相对婴儿剂量（RID）	哺乳期安全性分级
阿司匹林	2.5%~10.8%	L2
塞来昔布	0.3%~0.7%	L2
双氯芬酸	1%	L2
氟芬那酸	2%	—
氟比洛芬	0.7%~1.4%	L2
布洛芬	0.1%~0.7%	L1
吲哚美辛	1.2%	L3
酮咯酸	0.14%~0.2%	L2
萘普生	3.3%	L3
帕瑞昔布	—	L3
吡罗昔康	3.4%~5.8%	L2

注：RID，relative infant dose，相对婴儿剂量，用婴儿从乳汁获取的药物剂量 [mg/(kg·d)] 除以母亲剂量 [mg/(kg·d)] 计算而得。如果 RID 小于 10%，大多数药物可以安全使用。

附表 2-17　阿片类药物哺乳期安全性分级

药物	相对婴儿剂量（RID）	哺乳期安全性分级
芬太尼	2.9%~5%	L2
吗啡	9.09%~35%	L3
纳布啡	0.5%~0.8%	L2
布托啡诺	0.5%	L2
瑞芬太尼	—	L3

注：RID，relative infant dose，相对婴儿剂量，用婴儿从乳汁获取的药物剂量 [mg/(kg·d)] 除以母亲剂量 [mg/(kg·d)] 计算而得。如果 RID 小于 10%，大多数药物可以安全使用。

缩略词表

英文缩写	英文全称	中文名称
5-HT	5-hydroxytryptamine	5-羟色胺
ADR	adverse drug reaction	药物不良反应
GPT	glutamic-pyruvic transaminase	谷丙转氨酶
GOT	glutamic-oxaloacetic transaminase	谷草转氨酶
BMI	body mass index	身体质量指数
BP	blood pressure	血压
BPI	brief pain inventory	简明疼痛量表
Ccr	creatinine clearance rate	肌酐清除率
COX	cyclooxygenase	环氧合酶
DILI	drug-induced liver injury	药物性肝损伤
DM	dermatomyositis	皮肌炎
DPNP	diabetic peripheral neuropathic pain	糖尿病性周围神经病理性疼痛
eGFR	estimated glomerular filtration rate	估算的肾小球滤过率
FMS	fibromyalgia syndrome	纤维肌痛综合征
FRAX	fracture risk assessment tool	骨折风险预测工具
GABA	γ-aminobutyric acid	γ-氨基丁酸
GC	glucocorticoid	糖皮质激素
GPCR	G protein-coupled receptor	G蛋白偶联受体

续表

英文缩写	英文全称	中文名称
HR	heart rate	心率
IASP	International Association for the Study of Pain	国际疼痛学会
LANSS	Leeds assessment of neuropathic symptoms and sign	利兹神经病理性症状和体征评分法
MAOI	monoamine oxidase inhibitor	单胺氧化酶抑制剂
MPQ	McGill pain questionnaire	麦吉尔疼痛问卷
NCA	nurse controlled analgesia	护士控制镇痛
NE	norepinephrine	去甲肾上腺素
NMDA	N-methyl-D-aspartic acid	N- 甲基 -D- 天冬氨酸
NRS	numeric rating scale	数字评分法
NSAID	nonsteroidal anti-inflammatory drug	非甾体抗炎药
ODV	O-desmethylvenlafaxine	O- 去甲基文拉法辛
PCA	patient controlled analgesia	患者自控镇痛
PCEA	patient controlled epidural analgesia	硬膜外患者自控镇痛
PCIA	patient controlled intravenous analgesia	静脉患者自控镇痛
PCNA	patient controlled neuropathic analgesia	外周神经阻滞患者自控镇痛
PG	prostaglandin	前列腺素
PHN	postherpetic neuralgia	带状疱疹后神经痛
PM	polymyositis	多发性肌炎
PPI	proton pump inhibitor	质子泵抑制剂
RID	relative infant dose	相对婴儿剂量
SAS	self-rating anxiety scale	焦虑自评法

英文缩写	英文全称	中文名称
SDS	self-rating depression scale	抑郁自评法
SNRI	serotonin and norepinephrine reuptake inhibitor	5-羟色胺及去甲肾上腺素再摄取抑制剂
TCA	tricyclic anti-depressive agent	三环类抗抑郁药
VAS	visual analogue scale	视觉模拟评分法
VRS	verbal rating scale	言语描述评分法

延伸阅读

常见问题

问题 1　镇痛药物应该何时服用?

非甾体抗炎药

非甾体抗炎药由于具有胃肠道刺激作用,不建议空腹服用,除说明书中特别说明之外,建议饭后半小时后服用。

阿片类药物

口服阿片类药物分为即释制剂和长效缓释剂型,即释制剂由于作用时间短,应按照药物的有效时间确定给药频次,如吗啡即释片,其作用时间为 4 小时,故需每 4 小时服用 1 次。对于长效缓释剂型,作用可达 12 小时,必须整片吞服,不得掰开、嚼碎或研磨,以免药物的快速释放和血药浓度的瞬间增高,可能导致严重的不良反应;建议患者每 12 小时服用 1 次,应按时规律服用,才能达到平稳而有效的血药浓度。

辅助药物

- 加巴喷丁、普瑞巴林,初始滴定剂量建议晚上睡前服用。剂量增加时建议也从晚上睡前开始第一次加量用药,以减少嗜睡、头晕等 ADR 带来的风险,增加患者的耐受性。
- 镇静催眠药和抗抑郁药建议晚上睡前服用。

问题 2　如何确定镇痛药物的疗程?

根据不同的疼痛类型,不同的患者,镇痛药物的剂量、方案以及疗程是不同的,临床上需根据具体情况调整,不能一概而论。

- 对于癌性疼痛患者,镇痛治疗是肿瘤综合治疗的重要部分,多数癌性疼痛可通过药物有效控制,患者应当在医师和药师的指导下进行镇痛治疗,规律服药,不宜自行调整镇痛药剂量和镇痛方案。阿片类药物剂量滴定后应转换为长效阿片类药物进行维持治疗。如需减少或停用阿片类药物,则采用逐渐减量法,不可突然停药。
- 对于术后疼痛的患者,应根据手术创伤的严重程度、患者术后疼痛评估结果等确定用药疗程。
- 对于神经病理性疼痛患者,根据疼痛性质、临床症状和治疗反应,在药物治疗有效、治疗效果稳定的基础上,采取逐步减量的方法,不可随意停药。对于加巴喷丁和普瑞巴林而言,需要维持稳定的治疗剂量 2~4 周后开始减量,减量为剂量增加的逆过程,如患者使用的维持剂量为加巴喷丁 300mg, t.i.d., 维持治疗 2 周后开始减量,应先建议减量至 300mg, b.i.d., 维持治疗 3~5 天,疼痛不反复时继续减量至 300mg, q.n., 维持治疗 3~5 天,疼痛不反复后再完全停药,这个过程中若出现疼痛反复,则回到上一个剂量再维持3~5 天。

问题 3　使用阿片类药物一定会成瘾吗?

医源性阿片类药物成瘾是由于为达到医疗目的、用药不合理导致患者产生的精神依赖性。

临床上患者需要长期使用阿片类药物,或者因为镇痛需求而增加用药剂量的情况比较常见,但患者因此产生的耐受性或身体依赖性并非意味已成瘾,也不影响患者继续使用阿片类药物镇痛,因为阿片类药物成瘾的发生率与药物剂型、给药途径及给药方式有关,详见表1。

表1　阿片类药物不同药物剂型、给药途径及给药方式与成瘾的关系

剂型和给药方法	是否易引起成瘾性和降低成瘾的方法
口服或透皮贴剂	长期用阿片类药物治疗,尤其是口服或透皮贴剂按时给药,发生成瘾(精神依赖性)的危险性极小
静脉直接注射	静脉直接注射使血药浓度突然增高,容易出现欣快感及毒性反应,从而易于导致成瘾
控、缓释剂型或透皮给药的方式	阿片类控、缓释剂型或透皮给药的方式,按时用药可以避免出现过高的峰值血药浓度,从而减少发生成瘾的危险

注:在慢性疼痛的治疗中,维持治疗时可采用阿片类药物的控、缓释剂型或口服或透皮的给药方式,按时用药等方法可以避免出现过高的峰值血药浓度,从而使血液中的活性药物在一定程度上保持恒定。这种规范化的用药方法,可以在保证理想镇痛治疗的同时,显著降低成瘾的风险。

问题4　术后使用镇痛药物是否会延迟伤口的愈合?

术后使用镇痛该药物不会延迟伤口愈合。术后镇痛不仅减轻患者术后的痛苦,且能降低患者围手术期并发症的发生率,更有利于患者的伤口愈合和功能恢复。尽管前列腺素在骨骼发育与骨折预防中起到重要作用,但骨折不是 NSAID 的禁忌证。仅对于存在高危因素(如长期使用糖皮质激素等)的患者,在使用 NSAID 时需要加强监护。

问题5　应用镇痛药物是否会造成反应迟钝?

阿片类药物用药初期及显著增加药物剂量时,会出现思睡或嗜睡的 ADR,一般数日后会自行消失。为预防此类 ADR,阿

片类药物初次给药剂量不宜过高,剂量调整以 25%~50% 的幅度逐渐增加,老年人尤其要慎重增加用药剂量。

问题 6　口服 NSAID 后胃部不适该如何处理?

胃肠道 ADR 是 NSAID 最常见的不良反应,发生风险包括年龄、消化性溃疡病史、药物因素等。建议饭后半小时口服,避免空腹服药。必要时可联用胃黏膜保护药,如质子泵抑制剂、H_2 受体拮抗剂和前列腺素类似药等。

问题 7　分娩镇痛是否会导致发热?

接受硬膜外镇痛的孕妇产时发热的发生率明显升高,硬膜外麻醉使机体产热和散热能力失衡,产热多于散热,升高体温,但具体机制尚不十分清楚。硬膜外镇痛引起的发热通常为一过性的,关闭 PCA 装置后可自行恢复。

29